U0333535

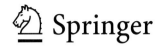

Macular Disorders

黄斑疾病

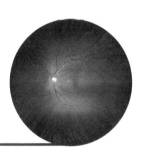

主编 ◎ [美] 伊万娜·K. 金（Ivana K. Kim）

主审 ◎ 许 迅

主译 ◎ 董道权

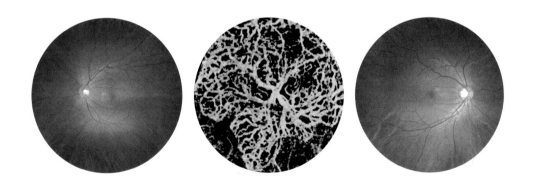

科学技术文献出版社

SCIENTIFIC AND TECHNICAL DOCUMENTATION PRESS

·北京·

图书在版编目（CIP）数据

黄斑疾病 /（美）伊万娜·K. 金（Ivana K. Kim）主编；董道权主译. -- 北京：科学技术文献出版社，2024. 8. -- ISBN 978-7-5235-1645-4

I . R774.5

中国国家版本馆 CIP 数据核字第 2024FZ4164 号

著作权合同登记号 图字：01-2023-5098

中文简体字版权专有权归科学技术文献出版社所有

First published in English under the title
Macular Disorders
edited by Ivana K. Kim
Copyright © Springer Nature Singapore Pte Ltd., 2020
This edition has been translated and published under licence from
Springer Nature Singapore Pte Ltd.

黄斑疾病

策划编辑：张　蓉　责任编辑：崔凌蕊　郑　鹏　责任校对：张吲哚　责任出版：张志平

出　版　者	科学技术文献出版社	
地　　　址	北京市复兴路15号　邮编 100038	
编　务　部	（010）58882938，58882087（传真）	
发　行　部	（010）58882868，58882870（传真）	
邮　购　部	（010）58882873	
官 方 网 址	www.stdp.com.cn	
发　行　者	科学技术文献出版社发行　全国各地新华书店经销	
印　刷　者	北京地大彩印有限公司	
版　　　次	2024年8月第1版　2024年8月第1次印刷	
开　　　本	889×1194　1/16	
字　　　数	214千	
印　　　张	9	
书　　　号	ISBN 978-7-5235-1645-4	
定　　　价	88.00元	

版权所有　违法必究

购买本社图书，凡字迹不清、缺页、倒页、脱页者，本社发行部负责调换

原书主编简介

Ivana K. Kim

医学博士，副教授，哈佛医学院眼科年龄相关性黄斑变性基地中心联合主任，Massachusetts眼耳医院眼部黑色素瘤中心联合主任。

学术任职

美国眼科学会、黄斑学会、视网膜学会和国际眼底病专家学会等学会成员。

学习工作经历

毕业于哈佛医学院，并在Massachusetts眼耳医院完成了眼科住院医师培训和玻璃体视网膜专科培训。

专业特长

临床专业包括视网膜外科和内科，主要研究年龄相关性黄斑变性和葡萄膜黑色素瘤；积极参与视网膜疾病的临床试验及年龄相关性黄斑变性和眼部黑色素瘤的转化研究。

主审简介

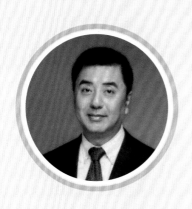

许 迅

教授，博士研究生导师。上海市第一人民医院眼科主任医师，国家眼部疾病临床医学研究中心主任。

社会任职

现任国家儿童青少年视力健康管理专家咨询委员会副主任委员，中华医学会眼科学分会副主任委员、眼底病学组组长，中国医师协会眼科医师分会副会长。

主译简介

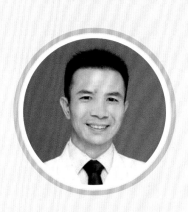

董道权

眼科学博士。河南省人民医院（河南省立眼科医院）副主任医师，黄斑病变科负责人，激光室主任。

工作经历

毕业于复旦大学上海医学院，中国援助埃塞俄比亚第18批国家医疗队（2015年6月—2016年8月）优秀队员。

社会任职

现任中华医学会激光医学分会眼科学组委员，河南省微循环学会眼科学分会会长，海峡两岸医药卫生交流协会眼科学专业委员会黄斑病学组委员，河南省药学会眼科药学专业委员会常务委员，河南省中医药学会眼科学分会常务委员，河南省研究型医院学会首届医学科普专业委员会常务委员，《中华实用诊断与治疗杂志》编委。

专业特长

对玻璃体视网膜病、白内障、青光眼等的诊断、治疗及手术具有丰富的临床经验，尤其擅长黄斑部疾病、糖尿病视网膜病变等眼底疾病的诊断与手术治疗。擅长各种眼科手术，尤其是玻璃体及眼底激光手术。

译者名单

主　审：

许　迅　上海市第一人民医院

主　译：

董道权　河南省人民医院（河南省立眼科医院）

副主译：

周钟强　河南省立眼科医院（河南省人民医院）

李漫丽　河南省立眼科医院（河南省人民医院）

译　者（按姓氏笔画排序）：

万　幸　河南省立眼科医院（河南省人民医院）

王艳婷　河南省立眼科医院（河南省人民医院）

牛　超　河南省立眼科医院（河南省人民医院）

杨璐琰　河南省立眼科医院（河南省人民医院）

黄俊萍　河南省立眼科医院（河南省人民医院）

崔红培　河南省立眼科医院（河南省人民医院）

戴方方　河南省立眼科医院（河南省人民医院）

丛书简介

本套共9卷的丛书涵盖了科学且全面的临床资讯，包括视网膜成像、视网膜血管疾病、黄斑疾病、玻璃体视网膜手术疾病、感染性和炎症性疾病、视网膜变性和营养不良、儿童视网膜疾病、肿瘤和创伤。该丛书有100余章，含有数百个高质量的图像和详尽的文本注释，精美的组合形式呈现出深刻且丰富的信息。

编者Sandeep Saxena（印度）、Richard F. Spaide（美国）、Eric Souied（法国）和Timothy Y. Lai（中国香港），以及各分卷编者和特约作者都是在各自领域具有丰富临床经验的知名眼科医师。

该丛书有一个完整、专门的影像分卷，包括各种成像技术，如光学相干断层扫描、荧光素血管造影等。它为读者提供了玻璃体视网膜疾病的全球性视角，涵盖了这些疾病的内科性和外科性各个方面内容，如登革热、出血热、疟疾等疾病，对其罕见的视网膜表现也进行了详细论述。

*Retina Atlas*是一套实用性较强的系列丛书，适用于眼科住院医师、视网膜专科训练医师、视网膜专科医师及普通眼科医师。

主要特征

· 内容覆盖了9卷及100余章的视网膜专题，便于选择性阅读。

· 涵盖全部视网膜疾病谱，包括成像技术的最新进展。

· 首次提供了全球视角下的玻璃体视网膜疾病的大量的内科性和外科性观点，广泛涵盖了疾病的各个方面。

· 呈现了基地中心众多全球知名专家的认知和理念。

*Retina Atlas*系列丛书包括以下9卷：*Retinal Imaging，Retinal Vascular Disorders. Macular Disorders，Macular Disorders，Surgical Retina，Inflammatory and Infectious Ocular Disorders，Hereditary Chorioretinal Disorders，Pediatric Retinal Diseases，Ocular Oncology，Trauma and Miscellaneous Disorders in Retina.*

致 谢

我要感谢Iris Cheng对本书所有章的细致审阅。她的帮助是无可估量的。

衷心感谢所有贡献者提供如此优秀的材料。

向未能看到本书出版的Jae Hyung Lee博士致敬。他在研究领域的学术和临床工作所做的贡献将永远被铭记。

序　言

黄斑位于眼底视网膜中央，正常情况下是光线和物像自瞳孔进入眼内的自然投射点，也是眼底结构最精微、感光最敏锐的部位，主司精细视觉、色觉、深度觉和对比敏感度等。眼局部问题或全身性疾病一旦累及黄斑部都可能导致其结构和功能异常而引起视力下降、视物变形等视力障碍，甚至导致失明。黄斑部疾病向来有"最难处理的眼底疾病"之称。近年来，有关黄斑病变的中外学术专著不少。Ivana K. Kim博士编写的《黄斑疾病》是9卷本系列丛书 *Retina Atlas* 的第3卷，主要选取了包括业界最新认识的"中心凹旁渗出性血管异常复合体"在内的最常见的11种经典黄斑部疾病，从其发病机制、临床表现、多模态影像特征到临床治疗处理及随诊观察等均提供了全球视野下经过验证的最新指导性信息，条理清晰，内容翔实，图文并茂，极具参考价值。董道权、李漫丽及周钟强等眼科医师在繁重的临床工作之余，对原著认真查阅核对，出色地完成翻译任务，实属可贵，应予以鼓励。本书对广大青年眼科同仁，尤其是对从事眼底疾病的专业医师进一步提高临床诊治能力和医疗服务质量颇有裨益。然而人们对疾病的认识日新月异，新的影像技术和认知理念更是时刻都在发生变化，译文抑或有需商榷之处，还望读者不吝指正。

许迅

国家眼部疾病临床医学研究中心主任
中华医学会眼科学分会副主任委员、眼底病学组组长

前　言

　　黄斑是眼底视网膜中央处结构最精微、视觉最敏锐的部位，其组织解剖结构极简且特殊，该处视觉细胞（尤其是视锥细胞）丰富而密集，任何病理变化都极易导致严重的视力障碍，甚至失明。任何眼部疾病和外伤及身体系统性疾病累及黄斑区均可导致黄斑疾病，从而引起视力下降、视物变形抑或失明等。因此，黄斑病变涵盖甚广，依基因相关与否可分为先天性、遗传性与获得性等；而对后天获得性也常须厘清感染性与炎症性、血管免疫或年龄相关性等。随着激光影像技术的快速发展，人们在黄斑部各种疾病的认识上取得了长足的进步和显著的提升，国内外有关黄斑疾病的专著也在涌现。这本由Ivana K. Kim博士主编的《黄斑疾病》是9卷本系列丛书*Retina Atlas*的第3卷，主要选取了干性年龄相关性黄斑变性、新生血管性年龄相关性黄斑变性、息肉样脉络膜血管病变、中心性浆液性脉络膜视网膜病变/脉络膜肥厚性疾病、病理性近视相关的近视性黄斑病变、眼底血管样条纹、拟眼组织胞浆菌病综合征、黄斑毛细血管扩张症2型、光损伤性视网膜病变、术后囊样黄斑水肿及新近才逐渐被大家认识的"中心凹旁渗出性血管异常复合体"11种严重影响黄斑结构和功能的临床最常见的黄斑疾病，从其病理机制、临床症状、影像特征到临床治疗及随诊观察等均提供了最新的具有指导作用的共识性综合信息，内容丰富，图片精美，极具临床指导意义。

　　原著语言精炼，引文翔实。我们在谨遵原文的基础上，逐一查对其引文，力保翻译准确，规范表述，以期对广大青年同仁尤其眼底专业的同仁有所帮助。翻译过程得到了国家眼部疾病临床医学研究中心主任、中华医学会眼科学分会副主任委员、眼底病学组组长许迅教授的大力支持和热情鼓励，在此，谨致最崇高的敬意和最衷心的感谢！然虽尽竭吾力，以求意达而文雅，仍难免力有不逮，望师长同仁批评指正，幸甚！

目　录

第1章

干性年龄相关性黄斑变性

Vikram S. Makhijani，Cindy Ung，and Deeba Husain

译者：万　幸，董道权

审者：李漫丽，董道权

	缩 写		
AMD	年龄相关性黄斑变性	NIR	近红外眼底照相
BM	布鲁赫膜	OCT	光学相干断层扫描
CNV	脉络膜新生血管	PED	色素上皮脱离
FA	荧光素血管造影	ROS	活性氧
FAF	眼底自发荧光	RPE	视网膜色素上皮
GA	地图状萎缩	SDD	视网膜下玻璃膜疣样沉积物
GWAS	全基因组关联研究	SD-OCT	频域光学相干断层扫描
LLD	低流明缺损	SS-OCT	扫频光源光学相干断层扫描

一、简介

在发达国家，年龄相关性黄斑变性（age-related macular degeneration，AMD）是50岁以上人群的主要致盲原因（Gehrs et al.，2006）。预计全球AMD患者将从2020年的1.96亿人上升到2040年的2.88亿人（Wong et al.，2014）。

所有的AMD都是从干性AMD开始，而玻璃膜疣是干性AMD的特征性改变。晚期AMD包括两种形式：新生血管性AMD（或称为渗出性AMD或湿性AMD）和非新生血管AMD（或称为非渗出性AMD或干性AMD）。地图状萎缩是干性AMD的晚期表现。在AMD所致的法定盲中，20%的严重视力丧失是由地图状萎缩造成（Sunness，1999）。

AMD是一种受多因素影响的复杂疾病，遗传因素和环境危险因素都影响其进展（Wong et al.，2014；Yonekawa & Kim，2014）。基于人群的研究表明，年龄是最重要的危险因素。在发达国家中，65岁以上老年人罹患AMD的比例高达10%，75岁以上老年人的患病率更是高达25%（Smith et al.，2001）。其他危险因素包括女性、高血压、高胆固醇血症、心血管疾病、吸烟和AMD家族史（Ambati et al.，2013；Ferris et al.，2013）。每年吸烟超过40包的吸烟者，因AMD丧失视力的风险是不吸烟者的两倍（Khan et al.，2006）。一项为期10年的多种族动脉粥样硬化纵向研究（multi-ethnic study of atherosclerosis，MESA）发现，在美国，白种人的AMD发病率最高（5.4%），其次是亚裔（4.6%）、西班牙裔（4.2%）和非洲裔美国人（2.4%）（Fisher et al.，2016）。

通过全基因组关联研究（genome-wide association studies，GWAS），研究者们确定了多个与AMD相关的致病位点，证实基因在AMD发病中的重要作用（Zhan et al.，2013；Ratnapriya et al.，2014；Fritsche et al.，2016）。这些研究已经证实*CFH*基因（Haines et al.，2005）、*C3*基因（Yates et al.，2007）、*C2-CFB*基因（Gold et al.，2006）、10号染色体上的HTRA1/LOC387715/ARMS2区域（Dewan et al.，2006）、*TIMP3*基因（Chen et al.，2010）、*VEGFA*基因（Yu et al.，2011）、*COL10A1*基因、*TNFRSF10A*基因（Arakawa et al.，2011）和*APOE*基因（Zareparsi et al.，2004）均与AMD的发病相关。迄今为止最大的AMD全基因组关联研究已经在16 144名患者和17 832名正常对照者中检出1200万余个变异（Fritsche et al.，2016）。这项研究已经证实位于34个位点上的52个基因变异是独立与AMD相关的，其中16个对全基因组有着重要意义。

二、发病机制

AMD的第一个可检出的临床特征是玻璃膜疣，玻璃膜疣是视网膜色素上皮/布鲁赫膜复合体中形成的细胞外沉积物（Hageman et al.，2001；Anderson et al.，2002；Chen et al.，2008）。玻璃膜疣的颜色不同，可以是白色、淡黄色或亮黄色，随着玻璃膜疣的退变，它们会褪色，这一变化可能与视网膜色素上皮（retinal pigment epithelium，RPE）萎缩或脱色素有关。那些有玻璃膜疣的人会有暗适应等功能的异常，并且他们出现视力下降及发展成为地图状萎缩（geographic atrophy，GA）或脉络膜新生血管（choroidal neovascularization，CNV）等晚期AMD表现的风险会更高（Bhutto & Lutty，2012；Laíns et al.，2017b）。

AMD发病的确切机制目前尚不完全清楚。

玻璃膜疣的形成机制可能与动脉粥样硬化性心血管疾病中体循环血管壁的细胞外脂质沉积的机制类似。Curcio等构建了一个AMD的发病机制模型并证实了布鲁赫膜的功能与动脉粥样硬化中的血管内皮功能非常相似（Curcio et al.，2011）。视网膜色素上皮分泌的脂蛋白（如载脂蛋白B）是视网膜色素上皮下脂质的主要来源，它们在视网膜色素上皮下积存并最终通过脉络膜毛细血管内皮细胞清除。脂蛋白颗粒在成年期开始积累，对这些残留颗粒的病理反应被认为是造成AMD的原因。

氧化应激也与AMD的发生有关。视网膜上的光感受器需要接收光线且耗氧量高，所以非常容易受到氧化应激的影响（Beatty et al.，2000）。吸烟、高胆固醇血症和过度光照等危险因素会增加活性氧（reactive oxygen species，ROS）的生成，打破氧化应激和抗氧化之间的平衡。ROS严重损害了视网膜色素上皮的溶酶体膜，导致视网膜色素上皮细胞溶酶体的ROS蛋白水解作用和光受体外膜吞噬作用均不完全（Arjamaa et al.，2009；Blasiak et al.，2014）。脂褐素随后在布鲁赫膜和视网膜色素上皮内积聚，成为玻璃膜疣形成的前体（Arjamaa et al.，2009；

Lin et al.，2013）。

三、临床表现

早期干性AMD的诊断基于散瞳眼底检查所见的特征性解剖改变，少数患者有临床症状，如夜视困难、暗适应困难、视近模糊、视物变形或对比敏感度降低等（Neely et al.，2017；Laíns et al.，2017b）。

1. 玻璃膜疣

玻璃膜疣的外观对AMD的诊断和分型具有重要意义。玻璃膜疣是早期、中期干性AMD最早出现的临床特征（图1.1），过去被人们根据多种参数细分为数种亚型（表1.1）。目前AMD的严重程度是基于典型眼底照片所显示的特征来进行分类的（Danis et al.，2013）。早期干性AMD以散在的中、小玻璃膜疣为特征，而如果眼底检查见到广泛的中、小玻璃膜疣或至少一个大玻璃膜疣则表明AMD已经进展至中期（图1.2）。如果眼底检查检出新生血管或累及中心的地图状萎缩，则表明AMD及进展至晚期（Ferris et al.，2005，2013）。

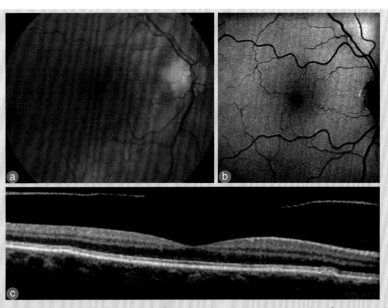

无症状患者的眼底彩色照相显示小到中等大小的散在玻璃膜疣。AREDS分类法将该表现视为1期，因为该患者有玻璃膜疣的区域小、无色素改变及萎缩存在。根据AREDS简易分类法，无危险因素的患者5年后进展为晚期AMD的风险为0.5%（a）。玻璃膜疣在自发荧光（b）或OCT（c）上并不明显

图 1.1　早期 AMD

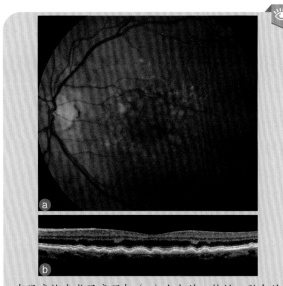

在眼底检查或眼底照相（a）上大的、软性、融合的玻璃膜疣很容易识别。OCT（b）显示视网膜下融合的玻璃膜疣的特征性改变

图1.2　大的玻璃膜疣

表1.1　玻璃膜疣的解剖特征

特征	
大小	小：< 63 μm 中等大小：64 ~ 125 μm 大：> 125 μm
位置	中部、血管旁、周边部
密度	硬性、软性
融合	玻璃膜疣样色素上皮脱离
变化	钙化、胆固醇化、骨化

为了描述AMD各阶段的特征及了解病情进展的风险，美国国家眼科研究所老年性眼病研究（age-related eye disease study，AREDS）小组设计了一种基于疾病9个阶段的分类量表（表1.2 ~ 表1.4）。该量表的第一步是根据玻璃膜疣所在区域及所在区域色素的改变对玻璃膜疣进行评分。在疾病的每一阶段，患者5年内发展到晚期AMD的风险在1% ~ 50%。AREDS还设计了一个简化的评分系统来预测病情的进展。在这个评分系统中，每只眼中玻璃膜疣或色素异常的面积总和较大被定义为危险因素，无危险因素的患者5年进展为晚期AMD的风险为0.5%，有1个、2个、3个和4个危险因素的患者5年进展为晚期AMD的风险分别为3%、12%、25%和50%（Ferris et al.，2005）。

表1.2　年龄相关性眼部疾病研究严重程度分级

分级	玻璃膜疣面积	色素沉着面积	萎缩面积
1	*	0	0
2	** *	0 > 0	0 和（或）+
3	***	0	0
4	**** ** *** ***	> 0 > 0	0 和（或）+ ++
5	** *** **** ***	0 > 0 > 0	0 和（或）+ ++
6	*** *** ** *** ****	> 0 > 0	0 和（或）+ ++
7	*** *** ** ***	> 0 > 0	和（或）+ ++
8	** *** 任何	> 0 > 0	++ +++
9	-	-	非中部地图状萎缩

玻璃膜疣面积		萎缩面积	
*	< C-1	+	> Q, < I-2
**	> C-1, < C-2	++	> I-2, < 0.5 DA
***	> C-2, < I-2	+++	> 0.5 DA
****	> I-2, < O-2		
** ***	> O-2, < 0.5 DA		
*** ***	> 0.5 DA		

注：圆直径和面积：C-0，63 μm和0.0017 DA；C-1，125 μm和0.0069 DA；C-2，250 μm和0.028 DA；I-2，354 μm和0.056 DA；0-2，650 μm和0.19 DA。视盘面积（disc area，DA）；有问题的（questionable，Q）。

表1.3　年龄相关性眼部疾病研究和年龄相关性眼部疾病研究2的方案

	年龄相关性眼部疾病研究	年龄相关性眼部疾病研究2
维生素C	500 mg	500 mg
维生素E	400 IU	400 IU
β-胡萝卜素	15 mg	-
锌	80 mg	80 mg
氧化铜	2 mg	2 mg
叶黄素/玉米黄质	-	10 mg/2 mg

第
1
章

表 1.4　目前的及在研的干性 AMD 靶向药物

抗氧化剂	年龄相关性眼部疾病研究
	年龄相关性眼部疾病研究 2
	他汀类药
神经保护药物	溴莫尼定
	胆碱能神经营养因子
	胆碱能神经营养因子（NT-501）缓释剂
抗炎药物	兰帕利珠单抗（抗补体因子 D）
	氟轻松植入物
	醋酸酯
	C5：ARC1905
	依库丽单抗
	POT-4（玻璃体内 C3 抑制剂）
	a-beta：RN6G，GSK
提高血流量药物	血管舒张剂：前列地尔
	MC-101
	莫沙维林（PDEI 磷酸二酯酶抑制剂）
脂褐素（视觉循环）	芬瑞替尼
	抑觅秀定（视觉周期异构酶抑制剂）
干细胞治疗	人子宫内膜间质细胞 - 色素上皮细胞（人胚胎）
	人色素上皮细胞（原代人）

注：斜体字表示研究失败或不活跃。

2. 网状假性玻璃膜疣

视网膜下玻璃膜疣样沉积物（subretinal drusenoid deposits，SDD）或网状假性玻璃膜疣越来越被认为是增加AMD进展风险的解剖特征（Zweifel et al.，2010）。视网膜下玻璃膜疣样沉积物与AMD的分类无关，已被证明与视功能，如暗适应下降相关（Sivaprasad et al.，2016；Laíns et al.，2017b）。与玻璃膜疣不同，这些结节样沉积物位于视网膜色素上皮内，通常更靠前，有不同于玻璃膜疣的影像学特征。在自发荧光上，如果视网膜色素上皮被阻断，结节状沉积物表现为低自发荧光点；如果光感受器被破坏，则表现为高自发荧光点（图1.3）（Zweifel et al.，2010）。近红外眼底照相（near-infrared reflectance，NIR）常与频域光学相干断层扫描（spectral domain optical coherence tomography，SD-OCT）同时进行，可显示出不同的反射模式。在SD-OCT上，视网膜下玻璃膜疣样沉积物表现为视网膜色素上皮和椭圆体带之间的视网膜下高反射沉积物（图1.3）（Schaal et al.，2017；Balaratnasingam et al.，2017；Sleiman et al.，2017）。

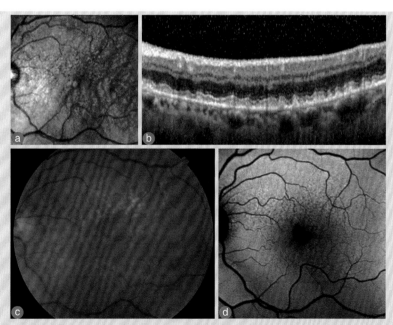

视网膜下玻璃膜疣样沉积物或网状假性玻璃膜疣虽然能在近红外眼底照相（a）上见到，但其最好的鉴别检查还是OCT（b）。在OCT上能见到网状假性玻璃膜疣的特征性视网膜下改变。网状假性玻璃膜疣可与邻近的玻璃膜疣共存。当其与广泛的玻璃膜疣共存时，在眼底彩色照相（c）上就不容易被识别。自发荧光（d）显示在玻璃膜疣所在区域的外面可见到散在的低自发荧光点

图 1.3　网状假性玻璃膜疣

基于SD-OCT所显示的解剖特征，网状玻璃膜疣的分类被提出。随着扫频源OCT的出现，对脉络膜的研究显示网状玻璃膜疣的存在与脉络膜厚度的减小存在相关性（Laíns et al.，2017b，c）。

3. 地图状萎缩

AMD进展可导致地图状萎缩，引起不同程度的视功能丧失。视网膜或脉络膜的萎缩灶既可以是单个的，也可以是多个的，且与中央凹的距离不同。地图状萎缩的边缘通常具有进展性，它与视力的逐渐损失相关（图1.4，图1.5）（Holz et al.，2007；Lujan et al.，2009；Fleckenstein et al.，2011）。玻璃膜疣退化的区域往往是干性AMD进展的区域，有特征性OCT表现，包括管腔形成（图1.6）（Lujan et al.，2009；Goldberg et al.，2013；Hariri et al.，2015）。地图状萎缩的

自发荧光为低自发荧光，与视网膜色素上皮丢失相关。在病情进展的患眼中，研究者已经证实萎缩灶边缘的高自发荧光区域可以预测萎缩灶扩大的区域。萎缩灶边缘不同的自发荧光模式表现可以作为预测地图状萎缩的速度。在地图状萎缩边缘的斑片状、带状和弥漫性油滴状高自发荧光病灶已经被证实比弥漫性或局灶性高自发荧光病灶更具进展性（Holz et al.，2007）。在荧光素血管造影中视网膜色素上皮萎缩区表现为强荧光的窗样缺损（Yung et al.，2016）。在SD-OCT中，地图状萎缩区域表现为视网膜色素上皮及光感受器反射衰减、丧失，或脉络膜变薄（Lujan et al.，2009）。OCTA进一步证实，与中期AMD相比，地图状萎缩区的脉络膜毛细血管缺失更为明显（Cicinelli et al.，2017）。

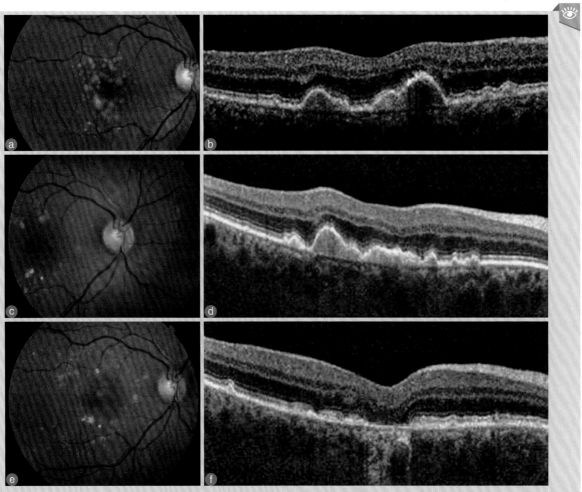

眼底彩色照相（a）显示广泛、融合的高危玻璃膜疣和玻璃膜疣样色素上皮脱离。图a的玻璃膜疣和玻璃膜疣样色素上皮脱离之后出现进展（c），再之后出现消退（e）。在消退区域同时出现黄斑区视网膜萎缩。OCT显示（b、d、f）黄斑区地图状萎缩区域的视网膜色素上皮缺损

图1.4　多模态影像展示AMD患者8年间的病情进展

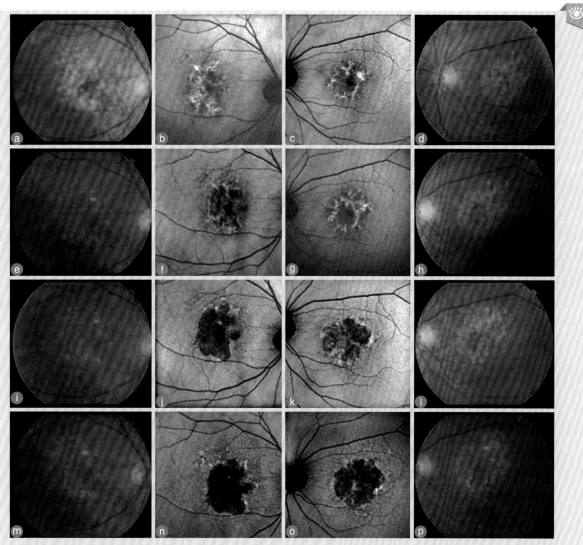

a～p.自发荧光显示低自发荧光区域扩大，在后续的随访中，萎缩区边缘的自发荧光显现出不同的模式。眼底彩色照相显示玻璃膜疣及色素区域被扩大的萎缩病灶所替代

图 1.5　双眼地图状萎缩随时间推移而进行性扩大

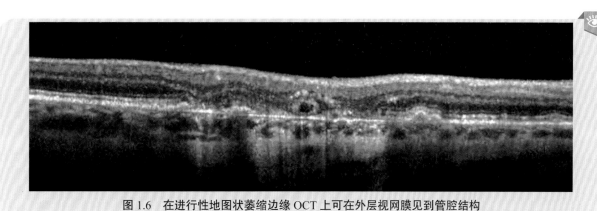

图 1.6　在进行性地图状萎缩边缘 OCT 上可在外层视网膜见到管腔结构

4. 干性 AMD 的多模态影像

多模态影像在描述和定义干性AMD的玻璃膜疣和玻璃膜疣样沉积物的特征方面越来越有用

（Yonekawa et al.，2015）。如前所述，散瞳眼底检查和彩色眼底照相一直是AMD诊断和分期的经典方法。数码眼底照相与胶片眼底照相一样，均

具良好的可重复性（Danis et al.，2013）。

（1）眼底自发荧光

眼底自发荧光能检出一些眼底检查及眼底照相不能检出的、具有特定吸收-发射模式的病灶（Delori et al.，1995）。脂褐素是视网膜内主要的荧光物质，其波长对AMD自发荧光最为有用（Yung et al.，2016）。在自发荧光检查中，玻璃膜疣因为含有脂褐素等强荧光物质而表现为高自发荧光（图1.7）（Holz et al.，2015）。低自身荧光区域可能为黑色素沉着区域或视网膜色素上皮萎缩区域。在进展期AMD患眼中，地图状萎缩区域由于视网膜色素上皮的萎缩缺失而表现为低自

发荧光（Holz et al.，2007）。在临床工作中，自发荧光在跟踪玻璃膜疣或萎缩区随时间变化而改变上具有重要意义（图1.4，图1.5）。

（2）荧光素血管造影

荧光素血管造影（fluorescein angiography，FA）是鉴别干性AMD是否转变为湿性AMD的"金标准"，其内容将在相应章中进一步讨论。干性AMD患者的荧光素血管造影可显示玻璃膜疣的多种强荧光染色，这取决于玻璃膜疣的组成、大小和高度（图1.7）（Delori et al.，1995；Yung et al.，2016）。地图状萎缩时，荧光素血管造影表现为窗样缺损和下面脉络膜血管裸露。

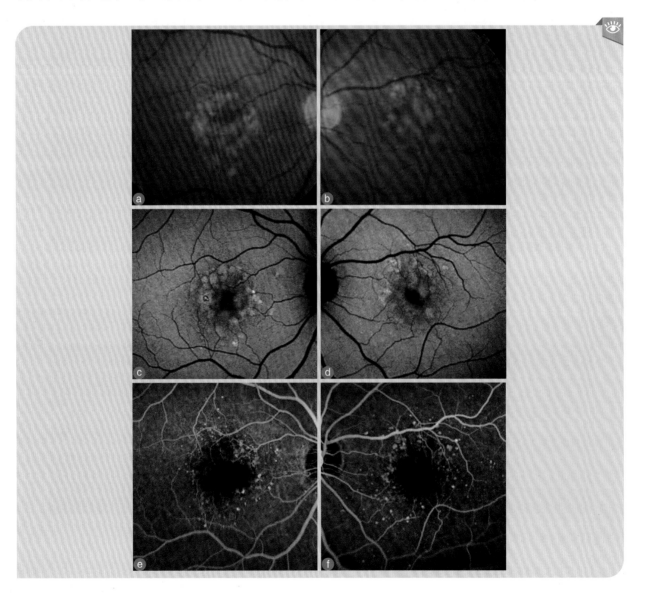

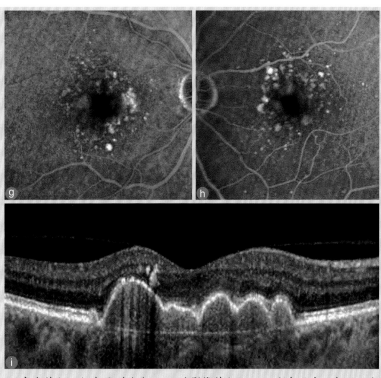

多模态影像上可见AMD高危特征，但未见到晚期AMD的影像特征。a、b.彩色眼底照相显示大量大的、融合的玻璃膜疣及小片色素沉着；c~d.自发荧光显示在玻璃膜疣所在区域的各种各样的高自发荧光；e~h.荧光素血管造影中晚期可见玻璃膜疣的各种荧光着染，荧光素血管造影晚期未见荧光渗漏及窗样缺损；i.OCT明确显示扫描区域无视网膜色素上皮萎缩及布鲁赫膜缺损，但清晰地显示出高危的玻璃膜疣样色素上皮脱离和色素迁移

图1.7 中期 AMD 的多模态影像

（3）光学相干断层扫描

光学相干断层扫描（optical coherence tomography，OCT）为玻璃膜疣和AMD的解剖特征和临床分析提供了新的认知（Yonekawa et al.，2015）。在解剖学上，玻璃膜疣被定义为布鲁赫膜和视网膜色素上皮基底膜之间的沉积物（图1.2）（Balaratnasingam et al.，2017）。在SD-OCT上，可以很明显地帮助区分典型玻璃膜疣和基底层玻璃膜疣的差别（Fleckenstein et al.，2011；Tan et al.，2017；Curcio et al.，2017）。虽然玻璃膜疣通常在临床检查中可见，但SD-OCT可检测到早期玻璃膜疣（图1.1），或其他相关异常，如外层视网膜破裂、早期地图状萎缩或视网膜下玻璃膜疣样沉积物（Lujan et al.，2009）。最近的研究表明OCTA可以对不同程度的脉络膜毛细血管异常及正常的视网膜血管结构进行显像（Cicinelli et al.，2017）。扫频光源OCT（swept source OCT，SS-OCT）显示了新发现，即伴有视网膜下玻璃膜疣样沉积物的AMD患者其脉络膜厚度变薄和血管体积减小（Philip et al.，2016；Laíns et al.，2017c）。

四、管理与治疗

1. 干性 AMD 的功能测试

目前，干性AMD的治疗重点是监测其是否向地图状萎缩或新生血管性AMD进展、预防其向地图状萎缩或新生血管性AMD发展。标准的临床监测包括使用阿姆斯勒网格表进行主观检测和运用影像学方法检测视网膜下或视网膜内积液的发生及进展。在门诊随访期间，患者的家庭管理主要为及时地运用阿姆斯勒网格表进行自我测试。通过建立家庭监测方案以便更及时地监测疾病的进展。例如，家庭研究结果证实在门诊随访期间家庭监测设备能有效地对新生血管的早期病变进行检出（Chew et al.，2016）。

随着对低亮度、对比敏感度、暗适应和微视

野检查的研究，这些检查监测AMD视敏度的潜力正在增加。使用低亮度检测、锥体特异性对比和微视野检查来诊断中期AMD已被证明是可行和可重复的（Chandramohan et al.，2016）。对低亮度缺失（low luminance deficit，LLD）或最佳矫正视力与低亮度视力之间的差异进行分析，发现他们与早期AMD患者的主诉一致（Wu et al.，2016）。微视野已被证明在功能测量和结构变化的相关性方面具有良好的灵敏度（Biomarkers Definitions Working Group et al.，2001；Wu et al.，2014；Cassels et al.，2017）。暗适应与AMD的诊断和分期有关，并越来越多地被用于AMD患者的管理（Flamendorf et al.，2015）。

2. 药学治疗

为了降低患眼进展到晚期AMD的风险，AREDS2将抗氧化的复合维生素确定为中期干性AMD的常用治疗方法（Ferris et al.，2005）。最初的AREDS配方，即维生素C（500 mg）、维生素E（400 IU）、β-胡萝卜素（15 mg）、锌（80 mg）和氧化铜（2 mg），可将患者的进展风险降低25%（Age-related eye disease study research group，2001）。AREDS2研究发现用叶黄素/玉米黄质（10 mg/2 mg）代替β-胡萝卜素不仅可有效减缓疾病进展，还能消除β-胡萝卜素的系统性风险（Chew et al.，2014）。

虽然目前还没有任何逆转AMD严重程度的标准治疗方法，但大剂量口服他汀类药物（阿托伐他汀80 mg/d）可逆转大的软性玻璃膜疣样沉积的病变过程，这为相关的视力改善提供了希望（Vavvas et al.，2016）。

3. 新的治疗方法正在研究中

由于黄斑变性的发病机制复杂，影响黄斑变性的途径多种多样，人们提出了多种逆转或减缓疾病进展的干预性靶向治疗。

（1）药物治疗

目前，大量针对不同途径的药物研究正在进行中（表1.4）。虽然抗氧化补充剂的使用已经得到认可，但目前对这些抗氧化剂的最佳配方及

给药方式正在进一步研究。用于青光眼视神经保护的药物也在研究中，如已被充分证明眼周给药安全的溴莫尼定，正开展其眼内给药的安全性（Sacconi et al.，2017）。

AMD发病机制中的炎症途径是多种多样的，已开展大量补体靶向药物的临床试验。玻璃体内注射兰帕利珠单抗（抗补体因子D抗体片段）的马哈洛（美德联合的一项多中心随机单盲假注射对照临床试验研究）研究二期结果显示，与对照组相比，治疗组患者的黄斑萎缩进展率减少了20%。亚组分析发现补体因子I风险等位基因携带者的黄斑萎缩进展率减少得更高（Yaspan et al.，2017）。然而，第三阶段的试验未能显示明显的临床治疗效果（Holz et al.，2018）。

增加脉络膜血流量、运用视觉周期调节分子等其他靶向治疗的临床试验结果显示这些靶向治疗无法预防疾病的进展（Hanus et al.，2016）。疾病代谢物（生物标志物）的研究可能有助于AMD的早期诊断和确定进一步的靶向治疗途径（Laíns et al.，2017a）。

（2）细胞治疗

尽管潜在的退化动力持续存在，但干细胞来源的视网膜色素上皮细胞具有直接逆转细胞损伤和可能的功能损失的潜力（Sachdeva & Eliott，2016）。最近的1/2期研究证实了视网膜下移植干细胞来源的视网膜色素上皮细胞的安全性和耐受性（Schwartz et al.，2015，2016）。随着在干性AMD的病理生理学、解剖特征和遗传学方面研究的深入，干性AMD作为一种可治疗疾病的可能性即将来临。

参考文献
(遵从原版图书著录格式)

[1] Age-Related Eye Disease Study Group. The age-related eye disease study severity scale for age-related macular degeneration. Arch Ophthalmol. 2005;123:1484.

[2] Age-Related Eye Disease Study Research Group. A randomized, placebo-controlled, clinical trial of high-dose supplementation with vitamins C and E, beta carotene, and zinc for

age-related macular degeneration and vision loss: AREDS report no. 8. Arch Ophthalmol (Chicago, IL 1960). 2001;119:1417–36.

[3] Ambati J, Atkinson JP, Gelfand BD. Immunology of age-related macular degeneration. Nat Rev Immunol. 2013;13:438–51.

[4] Anderson DH, Mullins RF, Hageman GS, Johnson LV. A role for local inflammation in the formation of drusen in the aging eye. Am J Ophthalmol. 2002;134:411–31.

[5] Arakawa S, Takahashi A, Ashikawa K, et al. Genome-wide association study identifies two susceptibility loci for exudative age-related macular degeneration in the Japanese population. Nat Genet. 2011;43:1001–4.

[6] Arjamaa O, Nikinmaa M, Salminen A, Kaarniranta K. Regulatory role of HIF-1alpha in the pathogenesis of age-related macular degeneration (AMD). Ageing Res Rev. 2009;8: 349–58.

[7] Balaratnasingam C, Messinger JD, Sloan KR, et al. Histologic and optical coherence tomographic correlates in drusenoid pigment epithelium detachment in age-related macular degeneration. Ophthalmology. 2017;124: 664–56.

[8] Beatty S, Koh H, Phil M, et al. The role of oxidative stress in the pathogenesis of age-related macular degeneration. Surv Ophthalmol. 2000;45:115–34.

[9] Bhutto I, Lutty G. Understanding age-related macular degeneration (AMD): relationships between the photoreceptor/retinal pigment epithelium/Bruch's membrane/choriocapillaris complex. Mol Asp Med. 2012;33:295–317.

[10] Biomarkers Definitions Working Group. Biomarkers and surrogate endpoints: preferred definitions and conceptual framework. Clin Pharmacol Ther. 2001;69:89–95.

[11] Blasiak J, Petrovski G, Vereb Z, et al. Oxidative stress, hypoxia, and autophagy in the neovascular processes of age-related macular degeneration. Biomed Res Int. 2014; 2014: 768026.

[12] Cassels NK, Wild JM, Margrain TH, et al. The use of microperimetry in assessing visual function in age-related macular degeneration. Surv Ophthalmol. 2017;63:40–55.

[13] Chandramohan A, Stinnett SS, Petrowski JT, et al. Visual function measures in early and intermediate age-related macular degeneration. Retina. 2016;36:1021–31.

[14] Chen H, Liu B, Lukas TJ, Neufeld AH. The aged retinal pigment epithelium/choroid: a potential substratum for the pathogenesis of age-related macular degeneration. PLoS One. 2008;3:e2339.

[15] Chen W, Stambolian D, Edwards AO, et al. Genetic variants near TIMP3 and high-density lipoprotein-associated loci influence susceptibility to age-related macular degeneration. Proc Natl Acad Sci U S A. 2010;107:7401–6.

[16] Chew EY, Clemons TE, SanGiovanni JP, et al. Secondary analyses of the effects of lutein/zeaxanthin on age-related macular degeneration progression. JAMA Ophthalmol. 2014;132:142.

[17] Chew EY, Clemons TE, Harrington M, et al. Effectiveness of different monitoring modalities in the detection of neovascular age-related macular degeneration. Retina. 2016;36:1542–7.

[18] Cicinelli MV, Rabiolo A, Sacconi R, et al. Optical coherence tomography angiography in dry age-related macular degeneration. Surv Ophthalmol. 2017;63:236–44.

[19] Curcio CA, Johnson M, Rudolf M, Huang JD. The oil spill in ageing Bruch membrane. Br J Ophthalmol. 2011;95:1638–45.

[20] Curcio CA, Zanzottera EC, Ach T, et al. Activated retinal pigment epithelium, an optical coherence tomography biomarker for progression in age-related macular degeneration. Invest Ophthalmol Vis Sci. 2017;58:BIO211–26.

[21] Danis RP, Domalpally A, Chew EY, et al. Methods and reproducibility of grading optimized digital color fundus photographs in the Age-Related Eye Disease Study 2 (AREDS2 Report Number 2). Invest Ophthalmol Vis Sci. 2013;54:4548–54.

[22] Delori FC, Dorey CK, Staurenghi G, et al. In vivo fluorescence of the ocular fundus exhibits retinal pigment epithelium lipofuscin

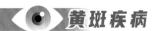

黄斑疾病

characteristics. Invest Ophthalmol Vis Sci. 1995;36:718–29.

[23] Dewan A, Liu M, Hartman S, et al. HTRA1 promoter polymorphism in wet age-related macular degeneration. Science. 2006;314: 989–92.

[24] Ferris FL, Davis MD, Clemons TE, et al. A simplified severity scale for age-related macular degeneration: AREDS Report No. 18. Arch Ophthalmol (Chicago, IL 1960). 2005;123:1570–4.

[25] Ferris FL, Wilkinson CP, Bird A, et al. Clinical classification of age-related macular degeneration. Ophthalmology. 2013;120: 844–51.

[26] Fisher DE, Klein BE, Wong TY, et al. Incidence of age-related macular degeneration in a multi-ethnic United States population: the multi-ethnic study of atherosclerosis. Ophthalmology. 2016;123:1297–308.

[27] Flamendorf J, Agrón E, Wong WT, et al. Impairments in dark adaptation are associated with age-related macular degeneration severity and reticular pseudodrusen. Ophthalmology. 2015;122:2053–62.

[28] Fleckenstein M, Schmitz-Valckenberg S, Martens C, et al. Fundus autofluorescence and spectral-domain optical coherence tomography characteristics in a rapidly progressing form of geographic atrophy. Invest Ophthalmol Vis Sci. 2011;52:3761–6.

[29] Fritsche LG, Igl W, Bailey JN, et al. A large genome-wide association study of age-related macular degeneration highlights contributions of rare and common variants. Nat Genet. 2016;48:134–43.

[30] Gehrs KM, Anderson DH, Johnson LV, Hageman GS. Age-related macular degeneration—emerging pathogenetic and therapeutic concepts. Ann Med. 2006;38:450–71.

[31] Gold B, Merriam JE, Zernant J, et al. Variation in factor B (BF) and complement component 2 (C2) genes is associated with age-related macular degeneration. Nat Genet. 2006;38: 458–62.

[32] Goldberg NR, Greenberg JP, Laud K, et al. Outer retinal tubulation in degenerative retinal disorders. Retina. 2013;33:1871–6.

[33] Hageman GS, Luthert PJ, Victor Chong NH, et al. An integrated hypothesis that considers drusen as biomarkers of immune-mediated processes at the RPE-Bruch's membrane interface in aging and age-related macular degeneration. Prog Retin Eye Res. 2001;20:705–32.

[34] Haines JL, Hauser MA, Schmidt S, et al. Complement factor H variant increases the risk of age-related macular degeneration. Science. 2005;308:419–21.

[35] Hanus J, Zhao F, Wang S. Current therapeutic developments in atrophic age-related macular degeneration. Br J Ophthalmol. 2016;100:122–7.

[36] Hariri A, Nittala MG, Sadda SR. Outer retinal tubulation as a predictor of the enlargement amount of geographic atrophy in age-related macular degeneration. Ophthalmology. 2015;122:407–13.

[37] Holz FG, Bindewald-Wittich A, Fleckenstein M, et al. Progression of geographic atrophy and impact of fundus autofluorescence patterns in age-related macular degeneration. Am J Ophthalmol. 2007;143:463–472.e2.

[38] Holz FG, Steinberg JS, Göbel A, et al. Fundus autofluorescence imaging in dry AMD: 2014 Jules Gonin lecture of the Retina Research Foundation. Graefes Arch Clin Exp Ophthalmol. 2015;253:7–16.

[39] Holz FG, Sadda SR, Busbee B, et al. Efficacy and safety of lampalizumab for geographic atrophy due to age-related macular degeneration. JAMA Ophthalmol. 2018;136(6):666.

[40] Husain D, Ambati B, Adamis AP, Miller JW. Mechanisms of age-related macular degeneration. Ophthalmol Clin North Am. 2002;15:87–91.

[41] Khan JC, Thurlby DA, Shahid H, et al. Smoking and age related macular degeneration: the number of pack years of cigarette smoking is a major determinant of risk for both geographic atrophy and choroidal neovascularisation. Br J

Ophthalmol. 2006;90:75–80.

[42] Klein R, Klein BE, Tomany SC, et al. Ten-year incidence and progression of age-related maculopathy: the Beaver Dam eye study1 1The authors have no proprietary interest in the products or devices mentioned herein. Ophthalmology. 2002;109:1767–79.

[43] Laíns I, Kelly RS, Miller JB, et al. Human plasma metabolomics study across all stages of age-related macular degeneration identifies potential lipid biomarkers. Ophthalmology. 2017a;125:245–54.

[44] Laíns I, Miller JWJB, Park DH, et al. Structural changes associated with delayed dark adaptation in age-related macular degeneration. Ophthalmology. 2017b;124:1340–52.

[45] Laíns I, Wang J, Providência J, et al. Choroidal changes associated with subretinal drusenoid deposits in age-related macular degeneration using swept-source optical coherence tomography. Am J Ophthalmol. 2017c;180:55–63.

[46] Lin CH, Li CH, Liao PL, et al. Silibinin inhibits VEGF secretion and age-related macular degeneration in a hypoxia-dependent manner through the PI-3 kinase/Akt/mTOR pathway. Br J Pharmacol. 2013;168:920–31.

[47] Lujan BJ, Rosenfeld PJ, Gregori G, et al. Spectral domain optical coherence tomographic imaging of geographic atrophy. Ophthalmic Surg Lasers Imaging. 2009;40:96–101.

[48] Neely DC, Bray KJ, Huisingh CE, et al. Prevalence of undiagnosed age-related macular degeneration in primary eye care. JAMA Ophthalmol. 2017;135:570.

[49] Philip A-M, Gerendas BS, Zhang L, et al. Choroidal thickness maps from spectral domain and swept source optical coherence tomography: algorithmic versus ground truth annotation. Br J Ophthalmol. 2016;100:1372–6.

[50] Ratnapriya R, Zhan X, Fariss RN, et al. Rare and common variants in extracellular matrix gene Fibrillin 2 (FBN2) are associated with macular degeneration. Hum Mol Genet. 2014;23:5827–37.

[51] Sacconi R, Corbelli E, Querques L, et al. A review of current and future management of geographic atrophy. Ophthalmol Ther. 2017;6:69–77.

[52] Sachdeva MM, Eliott D. Stem cell-based therapy for diseases of the retinal pigment epithelium: from bench to bedside. Semin Ophthalmol. 2016;31:25–9.

[53] Schaal KB, Legarreta AD, Feuer WJ, et al. Comparison between widefield En face swept-source OCT and conventional multimodal imaging for the detection of reticular pseudodrusen. Ophthalmology. 2017;124:205–14.

[54] Schwartz SD, Regillo CD, Lam BL, et al. Human embryonic stem cell-derived retinal pigment epithelium in patients with age-related macular degeneration and Stargardt's macular dystrophy: follow-up of two open-label phase 1/2 studies. Lancet. 2015;385:509–16.

[55] Schwartz SD, Tan G, Hosseini H, et al. Subretinal transplantation of embryonic stem cell–derived retinal pigment epithelium for the treatment of macular degeneration: an assessment at 4 years. Invest Ophthalmol Vis Sci. 2016;57:ORSFc1.

[56] Sivaprasad S, Bird A, Nitiahpapand R, et al. Perspectives on reticular pseudodrusen in age-related macular degeneration. Surv Ophthalmol. 2016;61:521–37.

[57] Sleiman K, Veerappan M, Winter KP, et al. Optical coherence tomography predictors of risk for progression to non-neovascular atrophic age-related macular degeneration. Ophthalmology. 2017;124:1764–77.

[58] Smith W, Assink J, Klein R, et al. Risk factors for age-related macular degeneration: pooled findings from three continents. Ophthalmology. 2001;108:697–704.

[59] Sunness JS. The natural history of geographic atrophy, the advanced atrophic form of age-related macular degeneration. Mol Vis. 1999;5:25.

[60] Tan ACS, Astroz P, Dansingani KK, et al. The evolution of the plateau, an optical coherence tomography signature seen in geographic atrophy. Invest Ophthalmol Vis Sci.

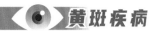

2017;58:2349.

[61] Van Leeuwen R. The risk and natural course of age-related maculopathy. Arch Ophthalmol. 2003;121:519.

[62] Vavvas DG, Daniels AB, Kapsala ZG, et al. Regression of some high-risk features of age-related macular degeneration (AMD) in patients receiving intensive statin treatment. EBioMedicine. 2016;5:198–203.

[63] Wong WL, Su X, Li X, et al. Global prevalence of age-related macular degeneration and disease burden projection for 2020 and 2040: a systematic review and meta-analysis. Lancet Glob Health. 2014;2:e106–16.

[64] Wu Z, Ayton LN, Guymer RH, Luu CD. Low-luminance visual acuity and microperimetry in age-related macular degeneration. Ophthalmology. 2014;121:1612–9.

[65] Wu Z, Guymer RH, Finger RP. Low luminance deficit and night vision symptoms in intermediate age-related macular degeneration. Br J Ophthalmol. 2016;100:395–8.

[66] Yaspan BL, Williams DF, Holz FG, et al. Targeting factor D of the alternative complement pathway reduces geographic atrophy progression secondary to age-related macular degeneration. Sci Transl Med. 2017. https://doi.org/10.1126/scitranslmed.aaf1443.

[67] Yates JR, Sepp T, Matharu BK, et al. Complement C3 variant and the risk of age-related macular degeneration. N Engl J Med. 2007;357:553–61.

[68] Yonekawa Y, Kim IK. Clinical characteristics and current treatment of age-related macular degeneration. Cold Spring Harb Perspect Med. 2014;5:a017178.

[69] Yonekawa Y, Miller JW, Kim IK. Age-related macular degeneration: advances in management and diagnosis. J Clin Med. 2015;4:343–59.

[70] Yu Y, Bhangale TR, Fagerness J, et al. Common variants near FRK/COL10A1 and VEGFA are associated with advanced age-related macular degeneration. Hum Mol Genet. 2011;20: 3699–709.

[71] Yung M, Klufas MA, Sarraf D. Clinical applications of fundus autofluorescence in retinal disease. Int J Retina Vitreous. 2016;2:12.

[72] Zareparsi S, Reddick AC, Branham KE, et al. Association of apolipoprotein E alleles with susceptibility to age-related macular degeneration in a large cohort from a single center. Invest Ophthalmol Vis Sci. 2004;45: 1306–10.

[73] Zhan X, Larson DE, Wang C, et al. Identification of a rare coding variant in complement 3 associated with age-related macular degeneration. Nat Genet. 2013;45: 1375–9.

[74] Zweifel SA, Spaide RF, Curcio CA, et al. Reticular pseudodrusen are subretinal drusenoid deposits. Ophthalmology. 2010;117:303–12.e1.

第2章

新生血管性年龄相关性黄斑变性

Eric H.Souied and Francesca Amoroso

译者：崔红培，董道权

审校：董道权

缩　写			
BNV	1型分支新生血管网	PDT	光动力疗法
BVN	异常分支血管网	PED	色素上皮脱离
CNV	脉络膜新生血管	PRN	按需给药
CRA	脉络膜－视网膜吻合	RAP	视网膜血管瘤样增生
ICGA	吲哚菁绿血管造影	RPE	视网膜色素上皮
NV	新生血管	SRD	浆液性视网膜脱离
OCRA	隐匿型脉络膜视网膜吻合	SRF	视网膜下积液
OCTA	光学相干断层扫描血管成像	VEGF	血管内皮生长因子
PCV	息肉样脉络膜血管病	v-PED	血管性色素上皮脱离

一、简介

　　新生血管性AMD是指伴有渗出、出血和盘状瘢痕的脉络膜和（或）视网膜内新生血管形成（Ferris III et al.，1984）。脉络膜新生血管的特点是黄斑区内异常新生血管形成。

　　新生血管的生长模式各异，因此可分为不同类型：色素上皮型或1型脉络膜新生血管、视网膜色素上皮上或2型脉络膜新生血管、视网膜血管瘤样增生或3型脉络膜新生血管（neovascularization，NV）（Grossniklaus & Gass，1998；Yannuzzi et al.，2001；Freund et al.，2010；Cohen et al.，2007a，b；Jung et al.，2014）。

　　Gass对脉络膜新生血管的组织病理学和荧光素血管造影特征进行了详细描述，并将位于视网膜色素上皮下的新生血管定义为1型脉络膜新生血管（Grossniklaus & Gass，1998）。与其他类型的新生血管相比，这种脉络膜新生血管边缘不清，增殖不活跃，在荧光素血管造影上轮廓不清或呈现出"隐匿"的荧光渗漏模式（Grossniklaus & Gass，1998）。

　　Gass将位于神经视网膜下的脉络膜新生血管定义为2型脉络膜新生血管，其特点是增殖活跃，在荧光素血管造影上轮廓清晰或呈现出"经典"的荧光渗漏模式。

　　AMD中新生血管的第三种解剖亚型为3型脉络膜新生血管，其特征是与代偿性增殖反应相关

的视网膜内新生血管形成。代偿性增殖反应以充盈的小动脉、引流性的小静脉，在视网膜内增殖并和视网膜色素上皮下的新生血管之间形成吻合为特征。3型脉络膜新生血管的主要特征是新生血管主要在神经视网膜内活跃增殖，尽管在脉络膜也有增殖（Yannuzzi et al.，2001；Freund et al.，2008）。新生血管的另一种形式是息肉样脉络膜血管病变（polypoidal choroidal vasculopathy，PCV）。由于其也位于色素上皮下，故被认为是1型新生血管的一个变种。1型分支新生血管网，类似于伴有动脉末端瘤样改变，即息肉样改变的1型脉络膜新生血管，被认为与息肉样脉络膜血管病变相关（Yannuzzi et al.，1990；Laude et al.，2010；Yannuzzi，1982）。在患有新生血管性AMD的白种人患者中，新生血管亚型约为1型40%、2型9%、3型34%、混合型17%（Jung et al.，2014；Cohen et al.，2007a）。

二、新生血管性 AMD 的分类与诊断：多模态影像学

1. 1型新生血管形成

　　1型新生血管形成起源于脉络膜，在视网膜色素上皮下延伸，随后发生视网膜色素上皮和其上的视网膜脱离。在眼底检查中，1型脉络膜新生血管表现为中度渗出。尽管隐匿型脉络膜新生血管可并发广泛性血肿，视网膜下积液（subretinal fluid，SRF）引起的视功能损伤通常程度较轻，视网膜出血也很少见到。深部渗出更为常见，而囊样黄斑水肿虽然早期并不常见，但后期也可见到。最后，AMD前期表现，即玻璃膜疣和视网膜色素上皮异常也能见到。在荧光素血管造影中，1型脉络膜新生血管轮廓模糊且不均匀，病变早期染色不均匀，呈针尖样强荧光。在造影晚期，病灶扩大，并出现渗漏。在荧光素眼底血管造影上新生血管病变的确切边界不易确定。这种脉络膜新生血管的典型特点是吲哚菁绿血管造影（indocyanine green angiography，ICGA）早期呈现强荧光，晚期出现"斑块样"改变。

在SD-OCT上表现为中央黄斑厚度增加（与视网膜色素上皮脱离有关）、视网膜下积液、水肿和（或）视网膜内囊腔（图2.1）。SD-OCT检查显示，在不同的时期，98%的患者出现视网膜色素上皮隆起或色素上皮脱离（pigment epithelium detachment，PED）。视网膜色素上皮隆起最初表现为中等反射信号，通过低反射信号的囊腔与布鲁赫膜的中等反射信号隔开。然而，色素上皮脱离可能会变得非常广泛。如果视网膜色素上皮呈不规则、碎片化或增厚的外观，就要怀疑隐匿型脉络膜新生血管的存在。所有渗出体征都可能存在：视网膜下积液、高反射点（Coscas et al.，2013）、色素上皮前渗出（Ores et al.，2014）和神经视网膜内的囊腔。

在OCTA中，将1型脉络膜新生血管描述为"开花树"或"海扇"，以描述病变的典型特征：新生血管从一支中央滋养血管主干向两侧和病变的一侧辐射。一种更晚期的病变，称为稳定病变，可以为缠绕的或枯树样的新生血管（图2.2）（Kuehlewein et al.，2015）。

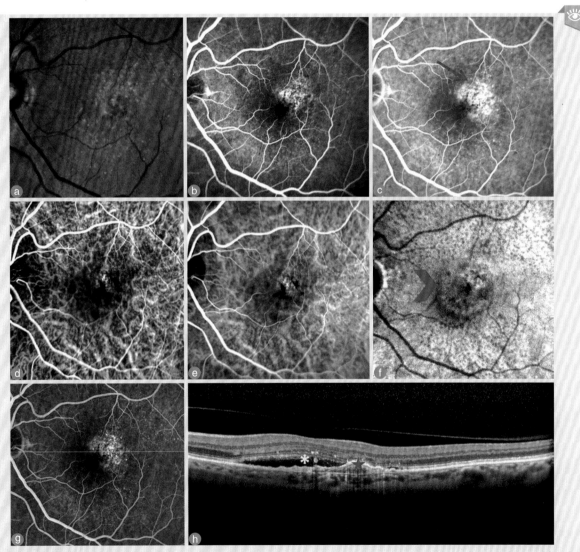

a.炫彩成像显示中央凹颞侧一个色素上皮脱离，后极部有网状假性玻璃膜疣，无渗出或出血；b、c.荧光素血管造影显示早期和晚期（箭头）存在针尖样强荧光；d~f.吲哚菁绿血管造影显示早期视网膜下新生血管的强荧光，持续至中期和晚期的强荧光"斑块"（箭头）；g、h.SD-OCT显示与脉络膜新生血管相对应的色素上皮脱离（红色星形），伴有视网膜下液体（黄色星号）

图2.1　1型脉络膜新生血管患者的多模态成像（1）

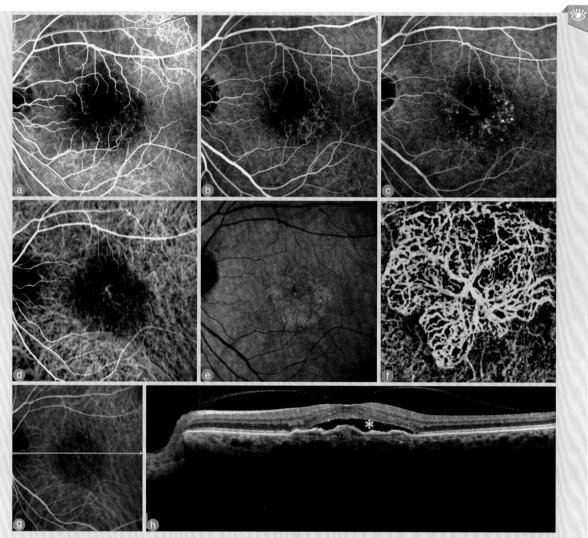

（a）早期出现强荧光点（b）持续到晚期（箭头）（c）荧光素血管造影：ICG显示早期视网膜下新生血管高荧光（d）晚期"斑块"出现（箭头）（e）；（f）OCTA 3×3扫描显示一个大的新生血管膜，以粗大的主干血管伴随多个方向高血流量的小分支血管为特点。图像几乎与吲哚菁绿血管造影重叠；（g、h）SD-OCT显示色素上皮脱离（红色星形），伴视网膜下液（黄色星号）

图2.2　1型脉络膜新生血管患者的多模态成像（2）

血管性色素上皮脱离

　　1型脉络膜新生血管通常被称为血管性色素上皮脱离，是隐藏的或"隐匿型"新生血管的征兆（Mrejen et al.，2013）。它通常表现为边界清楚的橙黄色视网膜色素上皮隆起，在荧光素血管造影上晚期染色。SD-OCT的典型表现为不均匀的视网膜色素上皮下混杂信号和视网膜下积液（图2.3）。

　　血管性色素上皮脱离可表现为浆液性、疣样和血管化成分的混合物。荧光素血管造影显示晚期"针尖样"强荧光，而吲哚菁绿血管造影显示早期出现新生血管网，晚期"斑块"。SD-OCT显示视网膜色素上皮隆起、视网膜下积液和渗出。视网膜色素上皮下的物质可能是不均匀的，伴有浆液性、疣样和血管成分。

　　此外，血管性色素上皮脱离变异体被描述为：多层色素上皮脱离（Rahimy et al.，2014）；"洋葱征"（Pang et al.，2015）；视网膜色素上皮撕裂/裂孔（Querques et al.，2016）；皱纹型色素上皮脱离（Lam et al.，2017）；静止1型（Querques et al.，2013c）。

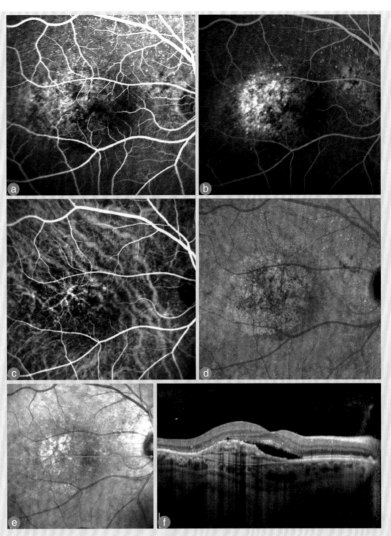

a.荧光素血管造影显示纤维血管性色素上皮脱离早期呈微小、不规则的强荧光；b.晚期由于隐匿型脉络膜新生血管的存在而表现为"针尖样"片状强荧光；（c、d）.吲哚菁绿血管造影显示早期新生血管复合体的轮廓清晰，晚期则表现为斑片状强荧光；e、f.SD-OCT显示视网膜色素上皮隆起，与血管性色素上皮脱离一致的视网膜下高反射信号

图2.3　血管性色素上皮脱离患者示例

2.2 型脉络膜新生血管

2型脉络膜新生血管，因其在荧光素血管造影上的表现被称为视网膜下脉络膜新生血管或边界清晰的脉络膜新生血管。虽然它不像1型脉络膜新生血管那么常见，但也被称为经典型脉络膜新生血管，因为它是最先根据荧光素血管造影描述的新生血管类型。2型脉络膜新生血管起源于脉络膜循环，穿透色素上皮，并延伸到视网膜下空间，导致出血和渗出，如浆液性视网膜脱离和（或）水肿。这种类型的脉络膜新生血管在神经视网膜下增殖活跃。

在眼底彩色照相中，经典型脉络膜新生血管早期无法直接识别，但会导致多灶性视网膜增厚，增厚的视网膜呈灰白色。渗出、视网膜下积液、视网膜或视网膜下出血、脂质渗出和视网膜内囊样水肿几乎不存在（Grossniklaus & Gass，1998）。色素上皮脱离在单纯可见的色素上皮前新生血管中是少见的。红外照相显示了多层结构的存在。这种结构看起来像一个复合体，其中间有一个黑暗的核心，周围环绕着一个白色的反射环，形成晕轮状（Semoun et al.，2009）。

荧光素血管造影通常显示病变的早期染色，表现为自行车轮或伞形图案。典型的脉络膜新生血管病灶为强荧光，通常伴有周围弱荧光环。在荧光素血管造影晚期，视网膜下荧光染料积存出现强烈渗漏。在某些情况下，染料的强荧光可能会在晚期减少，这就是对应的"冲刷效应"。

吲哚菁绿血管造影早期新生血管膜充盈，晚

期新生血管膜出现冲刷（Grossniklaus & Gass，1998；Cohenetal.，2007a；Gelisken et al.，1998）。

OCT显示视网膜色素上皮上方典型的高反射梭状病变，伴或不伴侵入征象。

在SD-OCT上，可以看到浆液性视网膜脱离，通常出现在梭状病变和视网膜下灰色高反射性渗出的边缘（Ores et al.，2014）。它和视网膜内囊腔及神经视网膜浆液性脱离一样，都是新生血管活动的征兆（图2.4）。

2型新生血管仅占新生血管性AMD的10%，却是病理性近视、眼底血管样条纹和多灶性脉络膜炎中最常见的病变类型。

由于视网膜外层和脉络膜毛细血管层在OCTA检查时均表现为持续性高血流量，因此2型

新生血管被分为几种类型。OCTA对于2型脉络膜新生血管的检测敏感性高达100%（El Ameen et al.，2015）。

根据形态学表现的不同，可以区分出两种典型的新生血管。

（1）水母样病变：定义为内部有低密度结构新生小血管密集带，病变通常与较粗的主干相连，主干似乎从外层视网膜一直延伸到较深的脉络膜层。

（2）肾小球样病变：根据与肾小球的比较来定义，具有由低密度空间隔开的缠绕血管的球状结构。一般来说，新生血管复合体被脉络膜毛细血管水平的暗区包围，该暗区域被定义为"暗晕"。这与周围脉络膜的"血管窃取"现象相对应（图2.5）。

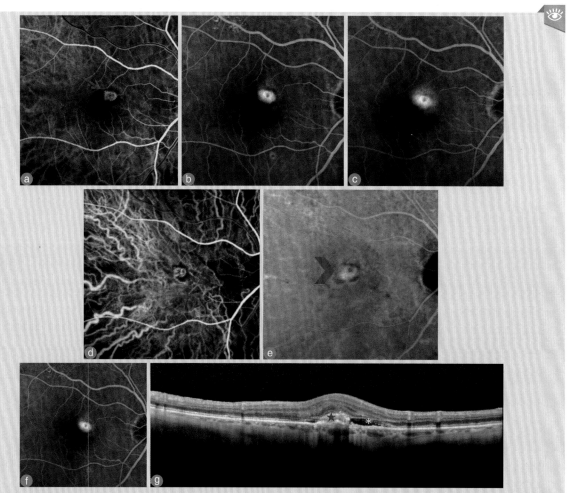

荧光素血管造影显示，早期（a）新生血管膜迅速充盈（箭头），中期（b）新生血管膜荧光增强，晚期（c）新生血管膜荧光渗漏；吲哚菁绿血管造影显示早期新生血管膜充盈（d），晚期呈轻度弥散（箭头）（e）；f. g.SD-OCT显示新生血管病变，局限于视网膜色素上皮上方（红色星形），伴有浆液性神经视网膜脱离（黄色星号）和神经视网膜下渗出。注意在这个特殊的病例中没有看到玻璃膜疣

图2.4　渗出性 AMD 患者 2 型脉络膜新生血管的多模态影像

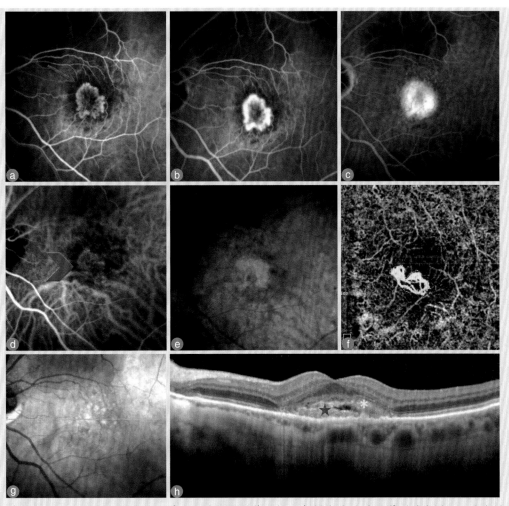

荧光素血管造影显示，早期（a）新生血管膜迅速充盈（箭头），中期（b）新生血管膜荧光增强，晚期（c）新生血管膜荧光渗漏；吲哚菁绿血管造影显示新生血管膜早期充盈（箭头）（d），晚期荧光呈轻度弥散（e）；f.OCTA 3 mm×3 mm（Optovue）显示脉络膜毛细血管内有高血流量的新生血管膜；g、h.SD-OCT显示色素上皮前新生血管病变（红色星形），伴神经视网膜下渗出（黄色星号）和神经视网膜上皮浆液性脱离

图2.5　2型脉络膜新生血管患者的多模态影像

混合型新生血管

大多数继发于AMD的脉络膜新生血管是1型新生血管和2型新生血管（也称为"隐匿型"或"经典型"）共存的混合型。如果大多数新生血管为1型，则称为1型新生血管或"微小经典型"新生血管；相反，如果病变主要为2型，则称为"经典型"新生血管。

3.3 型新生血管

"3型新生血管"一词是由Freund在2008年提出的（Freund et al., 2008）。

3型新生血管是起源于视网膜循环还是起源于脉络膜循环仍然存在争议。过去曾描述过几种与3型新生血管相对应的解剖学发现：Hartnett在

1992年将3型新生血管定义为"异常的视网膜深部血管复合物"；Kuhn在1995年描述了"脉络膜-视网膜吻合（chorio-retinal anastomosis, CRA）"；Yannuzzi在2001年首次使用了"视网膜血管瘤样增生（retinal angiomatous proliferation, RAP）"一词；Gass在2003年将其定义为"隐匿型脉络膜视网膜吻合（occult choroidal retinal anastomosis, OCRA）"。

Yannuzzi提出了血管生成过程中的三种变异体（Yannuzzi et al., 2008）：初始局灶性视网膜增生和进展；初始局灶性脉络膜增生和进展；局灶性视网膜增生伴有既往或同时存在的脉络膜增生。

近期诸多论文将3型新生血管定义为视网膜内

新生血管（Freund et al.，2008）。

玻璃膜疣样色素上皮脱离、视网膜内色素迁移和局灶性外层视网膜萎缩通常早于3型新生血管的发生。已经证实，在即将发生病变的部位，玻璃膜疣样色素上皮脱离、局灶性光感受器和视网膜色素上皮细胞的丢失先于3型新生血管形成，从而造成外层视网膜萎缩，最终使深层毛细血管接近于视网膜色素上皮或视网膜色素上皮下。在这种状态下，血管内皮生长因子（vascular endothelial growth factor，VEGF）增加，这可能可以解释为什么有时3型新生血管在靠近视网膜色素上皮或视网膜色素上皮下更容易形成（Querques et al.，2013a，b，c）。有趣的是，最近有研究表明，尽管只是玻璃膜疣样的色素上皮脱离，仍然会因为脉络膜和光感受器之间距离的扩大而导致缺氧反应的发生（Nagiel et al.，2015）。在没有色素上皮脱离的情况下，局部VEGF的产生可能由脉络膜灌注不足而引起。

与1型新生血管或2型新生血管相比，3型新生血管通常伴有视网膜内水肿，很少伴有视网膜下液体。

眼底检查时，通常会出现小的、深的、近中央凹的视网膜内出血。CRA表现为视网膜血管突然中断，血管直径扩大并呈90°向脉络膜方向。3型新生血管形成通常与后极部存在网状假性玻璃膜疣相关（Cohen et al.，2007b；Zweifel et al.，2010）。

荧光素血管造影通常可发现位于视网膜毛细血管分支末端的强荧光点。由于点状出血的遮蔽效应，病灶旁常伴有小的弱荧光。在荧光素血管造影晚期，与"热点"对应的持续强荧光相比，病变难以发现。晚期3型新生血管常伴有黄斑囊样水肿。在吲哚菁绿血管造影早期，滋养血管表现为强荧光热点，后期变得更加明显。3型新生血管可能与晚期斑片状强荧光相关，提示与1型新生血管病变共存。SD-OCT通常显示视网膜内新生血管网，伴有囊样水肿和少量视网膜下积液（图2.6）。

Querques等根据SD-OCT分类将3型新生血管分为3期（Querques et al.，2010，2013b，2015）。

1期或侵蚀征：早期出现脉络膜新生血管（在血管造影中表现为局部强荧光点），其侵蚀视网膜色素上皮的基底膜而不会破坏它。

2期或皮瓣征：新生血管侵入视网膜外层，形成早期3型新生血管（在血管造影中表现为不伴浆液性色素上皮脱离的热点）。

3期或接吻征：新生血管侵入视网膜内层，形成完整的3型新生血管（在血管造影中表现为与浆液性色素上皮脱离相关的热点）。

此外，与1型和2型脉络膜新生血管相比，3型新生血管的脉络膜厚度通常降低更多（Kim et al.，2013）。

3型新生血管能够导致视力快速丧失，但在早期抗VEGF治疗后新生血管多数会消退。因此，3型新生血管的早期诊断和治疗至关重要。

这些新生血管病变的对眼患病率很高（3年约100%）（Gross et al.，2005）。

Miere等（2015a，b）描述了3型新生血管在光学相干断层扫描血管成像（optical coherence tomography angiography，OCTA）上的特点：在深层毛细血管丛中出现脉络膜-视网膜吻合，在视网膜外层形成一个高流量的血管网，称为"簇"，突出于视网膜色素上皮下。通常，在脉络膜毛细血管中，3型新生血管表现为一种小的高血流量病变，定义为"绒团样"，通过相互联系的小血管与潜在的脉络膜血管相连（图2.7）。

4. 息肉样脉络膜血管病变

Yannuzzi首先描述了（Yannuzzi，1982）息肉样脉络膜血管病变。它是一种获得性异常的脉络膜血管病变，与典型的脉络膜新生血管不同（Yannuzzi et al.，1990；Laude et al.，2010）。

息肉样脉络膜血管病变最初被认为是主要发生于50～65岁非洲裔和亚裔人群中的一种独特的病变。由于息肉像是起源于布鲁赫膜上方的新生血管组织，并经常与分支血管网相关，因此认为息肉样脉络膜血管病变实际上是1型新生血管的一种亚型。息肉样脉络膜血管病变与脉络膜异常（如脉络膜厚度增加、血管通透性增强和血管增厚）相关。

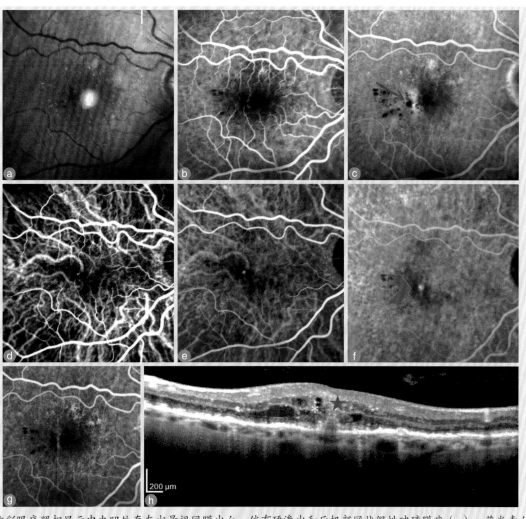

a～c.炫彩眼底照相显示中央凹处存在少量视网膜出血，伴有硬渗出和后极部网状假性玻璃膜疣（a）；荧光素血管造影表现为早期强荧光（b），晚期扩散（箭头）（c）；d～f.吲哚菁绿血管造影显示早期滋养血管的外观（d）和典型的"热点"（箭头），持续至晚期（e、f）；g、h.SD-OCT显示"接吻征"（红色星形），伴有囊样水肿（黄色星号）和小的高反射点

图 2.6　3 型新生血管患者的多模态影像

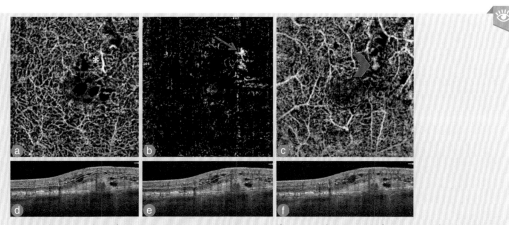

OCTA 3 mm×3 mm扫描（optovue）与相应的B扫描。a、b.深层毛细血管丛可见外层视网膜有一个小而高血流量的血管，在视网膜外层加深（星号）；c、d.视网膜外层可见高血流量的"簇状"病灶（箭头）；e、f.脉络膜毛细血管层可见与"簇状"病灶明显相连的特征性"绒线团样"病灶（箭头）

图 2.7　3 型新生血管患者的 OCTA 表现

在吲哚菁绿血管造影中，息肉样脉络膜血管病变的特征是单个或多个息肉状血管扩张，伴有1型脉络膜新生血管及"异常分支血管网（络膜分支血管网，choroidal branching vascular network，CBVN），"（Yannuzzi et al.，1990；Laude et al.，2010；Yannuzzi，1982；Ciardella et al.，2004；Spaide et al.，1995）。

在SD-OCT上，息肉样扩张表现为内部存在中等反射的穹顶状视网膜色素上皮隆起（Sa et al.，2005；Iijima et al.，1999；Otsuji et al.，

2000；De Salvo et al.，2014）。

分支新生血管网表现为两条高反射线（双层征）（Sato et al.，2007）。

Srour等最近展示了息肉样脉络膜血管病变的OCTA特征（Srour et al.，2016）。作者证实从OCTA上可以观察到息肉样脉络膜血管病变的不同结构。在脉络膜毛细血管层，OCTA持续显示分支血管网，表现为高血流量病变和息肉性病灶，周围有低信号晕的高血流量圆形结构，或表现为低血流量圆形结构（图2.8）。

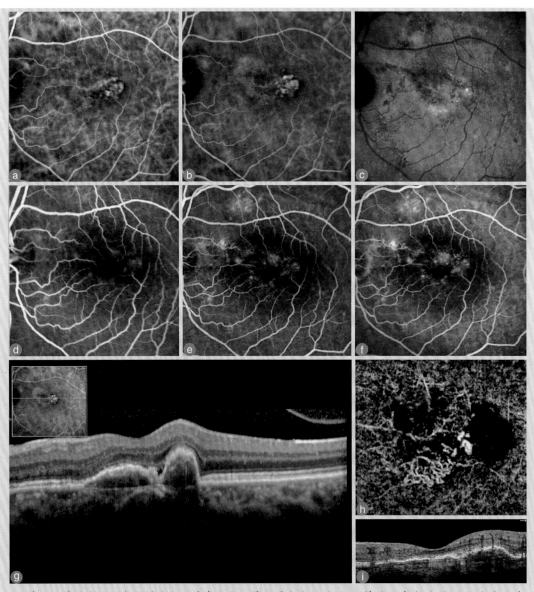

a~c.吲哚菁绿血管造影显示息肉样病变和异常分支血管网早期充盈（a），持续至中期（b）和后期出现冲刷现象（c）；d~f.荧光素血管造影显示在整个造影期间呈现不均匀的强荧光；g.SD-OCT显示伴有异常分支血管网的息肉样病变；h、i.OCTA 3 mm×3 mm扫描显示对应于息肉的2个不同的高血流量病灶，色素上皮脱离对应低血流量病灶，异常分支血管网对应高流量病灶

图2.8　息肉样脉络膜血管病变患者的多模态影像

在大多数情况下，息肉病变表现为低血流量的圆形结构，这种信号的缺失并不意味着没有血流，而是血流不在OCTA的检测范围之内。

血管结构观察不到可能是由于息肉内的血流增加（湍流）或减少。

5. 视网膜下纤维化

新生血管病变类似于伤口动态愈合过程，该过程以炎症、血管生成和纤维化为特征（Schlingemann，2004）。

视网膜下纤维化是新生血管组织重塑的结果，是晚期新生血管损伤、反复出血，巨噬细胞侵袭和愈合的征兆。

几项研究表明，经治疗的脉络膜新生血管有发生黄斑萎缩和（或）视网膜下纤维化的风险（Bloch et al.，2013；Channa et al.，2015；Toth et al.，2015；Rosenfeld et al.，2011；Cohen et al.，2012）。

不过，视网膜下纤维化也可能是由于反复的中央凹下出血而发生（Hwang et al.，2011）。

眼底检查中，视网膜下纤维化表现为一个边界清晰、隆起的黄白色组织（图2.9）。

炫彩眼底照相有助于诊断后极部白/绿相间的圆顶状隆起。

荧光素血管造影通常在早期和晚期表现为显著的荧光着染。SD-OCT可见大小和位置不同的视网膜下高反射性病灶，可能伴有邻近视网膜色素上皮和椭圆体带的缺失。在没有相关渗出性成分的情况下，通常看不到渗漏。

正如Miere等（2015b）所示，OCTA可以对视网膜下的纤维化病灶进行显示和分析（图2.10）。

49名患者中有3名（占整个研究人群的6.2%）在OCTA上唯一可识别的特征是信号完全缺失，这可能是被纤维性瘢痕阻断，从而产生病变的完全遮蔽效应。作者将纤维胶质瘢痕内的新生血管分为3种不同表型：修剪的血管树型（53.1%）、缠绕的网状型（28.6%）和（或）血管襻型（51.0%）。视网膜下纤维化病灶有两个特征即"大血流空洞"和"暗晕"，表现为新生血管网周围呈模糊区。在OCTA扫描上，修剪的血管树型呈不规则的线状流动，仅能看到重要的血管组成，较细的毛细血管看不到。在所有修剪的血管树型病例中，都检测到一支大的中央滋养血管。缠绕的网状型特征表现为在B-SCAN扫描图像上纤维化瘢痕对应区异常、高血流量、频繁交错的血管网络。在OCTA扫描上，血管襻型被定义为具有高流量的复杂网络。

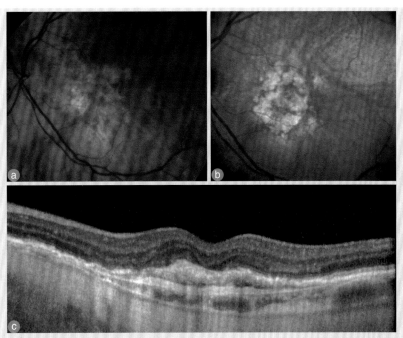

a.彩色眼底照相显示边界清晰的黄白色隆起病灶；b.红外成像显示视网膜下的纤维化病灶呈灰白色；c.SD-OCT显示位于视网膜下均质的高反射病灶

图2.9 视网膜下纤维化病变患者的多模态影像

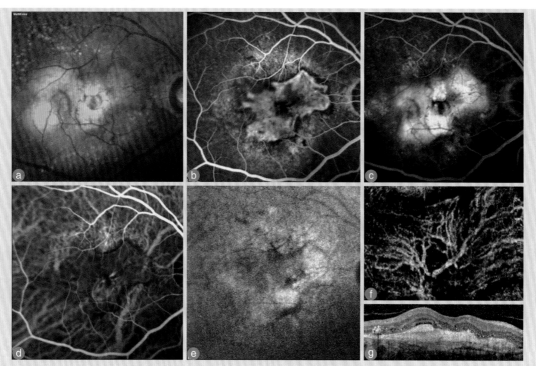

a.炫彩成像显示一个黄绿色病变，累及黄斑并向后极延伸；b、c.荧光血管造影显示病变（b）荧光着染染色，晚期（c）无渗漏；d、e.吲哚菁绿血管造影显示新生血管网（d）快速充盈填充和晚期强荧光（e），在所有血管造影序列在造影的任何阶段中，都应注意与回退的新生血管组织对应的病变位置的弱荧光边界；f.OCTA扫描显示视网膜外层大的中央供血血管，很少出现侧分支，大分支血管之间没有吻合支，没有流动；g.SD-OCT显示视网膜下高反射性病变，邻近视网膜色素上皮和椭圆体带丢失。

图2.10　1例视网膜下纤维化患者的多模态成像

三、治疗：抗VEGF治疗

抗VEGF治疗已经成为治疗新生血管性AMD的标准治疗。激光光凝和光动力疗法（photodynamic therapy，PDT）已不再是合并脉络膜新生血管的难治性AMD一线治疗方法。VEGF由视网膜色素上皮细胞分泌，引起内皮细胞增殖和血管通透性增加。VEGF在新生血管性AMD中起关键作用。由VEGF诱导的血管生成的级联反应可在不同阶段停止，这将促进一些VEGF分子靶向治疗的发展。

目前，有4种针对VEGF的分子靶向治疗用于新生血管性AMD的治疗。

1.抗VEGF制剂

2.哌加他尼钠（Macugen®）

哌加他尼钠是第一个治疗新生血管性AMD的有效分子。与对照组相比，由于较少的视力丧失而显示出一定的有效性。自从有了新的抗VEGF药物问世，它的使用已经大幅下降。

（1）贝伐单抗（Avastin®）和雷珠单抗（Lucentis®）

贝伐单抗是一种针对VEGF-A的全人源化单克隆抗体。

雷珠单抗是抗VEGF人源化单克隆抗体的Fab片段。

这种低分子量分子由人源化的非结合序列组成（降低该分子的抗原性），并含有VEGF-A的高亲和力序列。

贝伐单抗的功效已在多项大型研究（CATT和GEFAL）中得到证实（CATT Research Group et al.，2011；Kodjikian et al.，2013）。

雷珠单抗每月注射的有效性已经在几个随机对照试验中得到了明确证实。MARINA研究（在24个月内获益6.6个字母）（Rosenfeld et al.，2006）和ANCHOR研究（在1年内获益11.3个字母，与光动力疗法组相比差20.8个字母）是促使其广泛使用的关键研究（Brown et al., 2009）。

在CATT、GEFAL和IVAN研究中，雷珠单抗和贝伐单抗这两种分子的疗效没有显著性差异（CATT Research Group et al., 2011；Kodjikian et al., 2013；IVAN Study Investigators et al., 2012）。

（2）阿柏西普（Eylea®）

阿柏西普是一种重组融合蛋白：VEGF-Trap。VIEW1和VIEW2是评估其在治疗渗出性AMD中，与雷珠单抗相比非劣效性的两项关键研究（heier et al., 2012）。结果表明，在52周和96周时，两种药物的疗效和安全性相当（雷珠单抗月治疗组增加7.9个字母，阿柏西普组增加7.6个字母）。

3. 治疗方案

（1）固定方案

固定方案是抗VEGF治疗提出的第一种治疗方案，具有严格的月治疗方案。不管患者新生血管活动性如何，每月常规接受注射（Rosenfeld et al., 2006）。

PIER研究尝试将常规注射的频率降低为每季度注射（固定方案为3次玻璃体腔雷珠单抗治疗后，进行每季度注射），但其得分低于前两个关键指标（Regillo et al., 2008）。

严格的双月治疗方案（"Q8"）是指在第一阶段每月注射，3个月后每2个月给药1次。

这种治疗方案的优点在于具有规律性，并且能够使玻璃体腔持续保持抗血管生成因子的覆盖。

然而，这种固定、重复的"积极主动"治疗方案可能会使许多患者罹患眼内炎潜在风险增加。

事实上，一些研究表明，部分患者在第一年的诱导期后不需要再次注射（SUSTAIN研究中为20%）（Holz et al., 2011）。而且，反复注射抗VEGF药物存在诱发脉络膜视网膜萎缩的潜在风险。

（2）按需方案

PrONTO研究是根据每月临床检查的结果和OCT数据评估患者每月注射雷珠单抗3次后的再次治疗策略。

这种方案和功能稳定的每月注射一样有效（Lalwani et al., 2009），但玻璃体腔注射次数降低。通过一年内5.6次注射，视力提高了9.3个字母，而在MARINA和ANCHOR研究中需要注射12次。

这种"必要时"（按需给药）治疗方案很快被采用。随后，其他研究证实了该方案在视觉改善方面与固定的每月注射等效。该按需给药方案有所调整：连续系统性注射时，被称为强化按需给药；无论渗出活性如何，以固定的间隔时间注射时，此时按需给药被称为"cappé"。

（3）改良方案

第三种旨在减少访视次数，同时保持视力改善的"治疗和延长"方案已经被提出来。

患者经过3次玻璃体腔注药诱导治疗后进行复查（Spaide, 2007）：如果出现持续渗出，则对患者进行治疗，并在4周时再次复查。如果没有渗出，仍将进行治疗（"治疗"），但下一次访视治疗的时间将延长（"延长"）。因此，监测间隔逐步拉长。

原则上，患者每次就诊都会接受治疗。在无渗出的情况下，间隔时间逐渐增加2周，最长间隔为12周。另外，在有渗出的情况下，间隔缩短2周至最少4周。这种方法的优点是治疗可以逐步个体化，但也存在治疗过度或治疗不足的明显风险。

最近，一种新的方案被描述："观察和计划"方案（Mantel et al., 2014）。其原则是根据诱导期后渗出再激活延迟调节未来的复发间隔。

因此，患者接受3次系统的玻璃体腔注药后，每月观察1次（"观察"），这将确定第3次注射与OCT上出现渗出体征之间的间隔，并且该间隔将缩短2周。

由此，在观察期间计划3次新的具有有效间隔注射的固定的个体化治疗方案得以实现。

然后，在新的系统性玻璃体腔注药结束时，如果新生血管活动持续存在，则接下来的3次玻璃体腔注药的间隔进一步缩短2周，否则，此后的治疗间隔增加2周。

这种方案减少了一年内的总就诊次数，但也存在过度治疗的风险。

目前，尚未对监测患者时应遵循的策略达成共识。根据观察阶段后患者复发的情况进行个体化治疗非常重要。

参考文献
(遵从原版图书著录格式)

[1] Bloch SB, Lund-Andersen H, Sander B, Larsen M. Subfoveal fibrosis in eyes with neovascular age-related macular degeneration treated with intravitreal ranibizumab. Am J Ophthalmol. 2013;156:116–24.

[2] Brown DM, Michels M, Kaiser PK, et al. Ranibizumab versus verteporfin photodynamic therapy for neovascular age-related macular degeneration: two-year results of the ANCHOR study. Ophthalmology. 2009;116:57–65.e5.

[3] CATT Research Group, Martin DF, Maguire MG, Ying G, et al. Ranibizumab and bevacizumab for neovascular age-related macular degeneration. N Engl J Med. 2011;364:1897–908.

[4] Channa R, Sophie R, Bagheri S, et al. Regression of choroidal neovascularization results in macular atrophy in anti-vascular endothelial growth factor-treated eyes. Am J Ophthalmol. 2015;159:9–19.

[5] Ciardella AP, Donsoff IM, Huang SJ, et al. Polyoidal choroidal vasculopathy. Surv Ophthalmol. 2004;49:25–37.

[6] Cohen SY, Creuzot-Garcher C, Darmon J, et al. Types of choroidal neovascularization in newly diagnosed exudative age-related macular degeneration. Br J Ophthalmol. 2007a;91:1173–6.

[7] Cohen SY, Dubois L, Tadayoni R, et al. Prevalence of reticular pseudodrusen in age-related macular degeneration with newly diagnosed choroidal neovascularisation. Br J Ophthalmol. 2007b;91:354–9.

[8] Cohen SY, Oubraham H, Uzzan J, et al. Causes of unsuccessful ranibizumab treatment in exudative age-related macular degeneration in clinical settings. Rctina. 2012;32:1480–5.

[9] Coscas G, De Benedetto U, Coscas F, et al. Hyperreflective dots: a new spectral-domain optical coherence tomography entity for follow-up and prognosis in exudative age-related macular degeneration. Int J Ophthalmol. 2013;229:32–7.

[10] De Salvo G, Vaz-Pereira S, Keane PA, et al. Sensitivity and specificity of spectral-domain optical coherence tomography in detecting idiopathic polypoidal choroidal vasculopathy. Am J Ophthalmol. 2014;158:1228–38.e1.

[11] El Ameen A, Cohen SY, Semoun O, et al. Type 2 neovascularization secondary to age-related macular degeneration imaged by optical coherence tomography angiography. Retina. 2015;35:2212–8.

[12] Ferris FL III, Fine SL, Hyman L. Age related macular degeneration and blindness due to neovascular maculopathy. Arch Ophthalmol. 1984;102:1640–2.

[13] Freund B, Ho I-V, Barbazetto I, et al. Type 3 neovascularization. The expanded spectrum of retinal angiomatous proliferation. Retina. 2008;28:201–11.

[14] Freund KB, Zweifel SA, Engelbert M. Do we need a new classification for choroidal neovascularization in age-related macular degeneration? Retina. 2010;30:1333–49.

[15] Gass JDM, Agarwal A, Lavina AM, et al. Focal inner retinal hemorrhages in patients with drusen: an early sign of occult choroidal anastomosis. Retina. 2003;23:241–51.

[16] Gelisken F, Inhoffen W, Schneider U, et al. Indocyanine green angiography in classic choroidal neovascularization. Jpn J Ophthalmol. 1998;42:300–3.

[17] Gross NE, Aizman A, Brucker A, Klancnik JM Jr, Yannuzzi LA. Nature and risk of neovascularization in the fellow eye of patients with unilateral retinal angiomatous proliferation. Retina. 2005;25:713–8.

[18] Grossniklaus HE, Gass JD. Clinicopathologic correlations of surgically excised type 1 and type 2 submacular choroidal neovascular membranes. Am J Ophthalmol. 1998;126:59–69.

[19] Hartnett ME, Weiter JJ, Gardts A, Jalkh AE. Classification of retinal pigment epithelial detachments associated with drusen. Graefes Arch Clin Exp Ophthalmol. 1992;230:11–9.

[20] Heier JS, Brown DM, Chong V, et al. Intravitreal aflibercept (VEGF trap-eye) in wet age-related macular degeneration. Ophthalmology. 2012;119:2537–48.

[21] Holz FG, Amoaku W, Donate J, et al. Safety and efficacy of a flexible dosing regimen of ranibizumab in neovascular age-related macular degeneration: the SUSTAIN study. Ophthalmology. 2011;118:663–71.

[22] Hwang JC, Del Priore LV, Freund KB, et al. Development of subretinal fibrosis after anti-VEGF treatment in neovascular age-related macular degeneration. Ophthalmic Surg Lasers Imaging. 2011;42:6–11.

[23] Iijima H, Imai M, Gohdo T, et al. Optical coherence tomography of idiopathic polypoidal choroidal vasculopathy. Am J Ophthalmol. 1999;127:301–5.

[24] IVAN Study Investigators, Chakravarthy U, Harding SP, Rogers CA, et al. Ranibizumab versus bevacizumab to treat neovascular age-related macular degeneration: one-year findings from the IVAN randomized trial. Ophthalmology. 2012;119:1399–411.

[25] Jung JJ, Chen CY, Mrejen S, et al. The incidence of neovascular subtypes in newly diagnosed neovascular age-related macular degeneration. Am J Ophthalmol. 2014;158:769–79.

[26] Kim JH, Kim JR, Kang SJ, Ha HS. Thinner choroid and greater drusen extent in retinal angiomatous proliferation than in typical exudative age-related macular degeneration. Am J Ophthalmol. 2013;155(743–9):749.

[27] Kodjikian L, Souied EH, Mimoun G, et al. Ranibizumab versus bevacizumab for neovascular age-related macular degeneration: results from the GEFAL noninferiority randomized trial. Ophthalmology. 2013;120:2300–9.

[28] Kuehlewein L, Bansal M, Lenis LT, et al. Optical coherence tomography angiography of type 1 neovascularization in age-related macular degeneration. Am J Ophthalmol. 2015;160:739–48.

[29] Kuhn D, Meunier I, Soubrane G, Coscas G. Imaging of chorioretinal anastomoses in vascularized retinal pigment epithelium detachments. Arch Ophthalmol. 1995;113:1392–8.

[30] Lalwani GA, Rosenfeld PJ, Fung AE, et al. A variable-dosing regimen with intravitreal ranibizumab for neovascular age-related macular degeneration: year 2 of the PrONTO Study. Am J Ophthalmol. 2009;148:43–58.e1.

[31] Lam D, Semoun O, Blanco-Garavito R, et al. Wrinkled vascularized retinal pigment epithelium detachment prognosis after intravitreal anti-VEGF therapy. Retina. 2017;38:1100–9.

[32] Laude A, Cackett PD, Vithana EN, et al. Polypoidal choroidal vasculopathy and neovascular age-related macular degeneration: same or different disease? Prog Retin Eye Res. 2010;29:19–29.

[33] Mantel I, Niderprim S-A, Gianniou C, et al. Reducing the clinical burden of ranibizumab treatment for neovascular age-related macular degeneration using an individually planned regimen. Br J Ophthalmol. 2014;98:1192–6.

[34] Miere A, Querques G, Semoun O, et al. Optical coherence tomography angiography in early type 3 neovascularization. Retina. 2015a;35:2236–41.

[35] Miere A, Semoun O, Cohen SY, et al. Optical coherence tomography angiography features of subretinal fibrosis in age-related macular degeneration. Retina. 2015b;35:2275–84.

[36] Mrejen S, Sarraf D, Mukkamala SK, Freund KB. Multimodal imaging of pigment epithelial detachment: a guide to evaluation. Retina. 2013;33:1735–62.

[37] Nagiel A, Sarraf D, Sadda SR, et al. Type 3 neovascularization: evolution, association with pigment epithelial detachment, and treatment response as revealed by spectral domain optical coherence tomography. Retina. 2015;35:638–47.

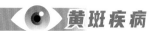

[38] Ores R, Puche N, Querques G, et al. Gray hyper-reflective subretinal exudative lesions in exudative age-related macular degeneration. Am J Ophthalmol. 2014;158:354–61.

[39] Otsuji T, Takahashi K, Fukushima I, et al. Optical coherence tomographic findings of idiopathic polypoidal choroidal vasculopathy. Ophthalmic Surg Lasers. 2000;31:210–4.

[40] Pang CE, Messinger JD, Zanzottera EC, et al. The Onion Sign in neovascular age-related macular degeneration represents cholesterol crystals. Ophthalmology. 2015;122:2316–26.

[41] Querques G, Atmani K, Berboucha E, et al. Angiographic analysis of retinal-choroidal anastomosis by confocal scanning laser ophthalmoscopy technology and corresponding (eye-tracked) spectral-domain optical coherence tomography. Retina. 2010;30:222–34.

[42] Querques G, Querques L, Forte R, et al. Precursors of type 3 neovascularization: a multimodal imaging analysis. Retina. 2013a;33:1241–8.

[43] Querques G, Souied EH, Freund KB. Multimodal imaging of early stage 1 type 3 neovascularization with simultaneous eye-tracked spectral-domain optical coherence tomography and high-speed real-time angiography. Retina. 2013b;33:1881–7.

[44] Querques G, Srour M, Massmaba N, et al. Functional characterization and multimodal imaging of treatment-naive "quiescent" choroidal neovascularization. Invest Ophthalmol Vis Sci. 2013c;54:6886–92.

[45] Querques G, Souied EH, Freund KB. How has high-resolution multimodal imaging refined our understanding of the vasogenic process in type 3 neovascularization? Retina. 2015;35:603–13.

[46] Querques G, Capuano V, Costanzo E, et al. Retinal pigment epithelium aperture: a previously unreported finding in the evolution of avascular pigment epithelium detachment. Retina. 2016;36(Suppl 1):S65–72.

[47] Rahimy E, Freund KB, Larsen M. Multilayered pigment epithelial detachment in neovascular age-related macular degeneration. Retina. 2014;34:1289–95.

[48] Regillo CD, Brown DM, Abraham P, et al. Randomized, double-masked, sham-controlled trial of ranibizumab for neovascular age-related macular degeneration: PIER Study year 1. Am J Ophthalmol. 2008;145:239–48.

[49] Rosenfeld PJ, Brown DM, Heier JS, et al. Ranibizumab for neovascular age-related macular degeneration. N Engl J Med. 2006;355:1419–31.

[50] Rosenfeld PJ, Shapiro H, Tuomi L, et al. Characteristics of patients losing vision after 2 years of monthly dosing in the phase III ranibizumab clinical trials. Ophthalmology. 2011;118:523–30.

[51] Sa HS, Cho HY, Kang SW. Optical coherence tomography of idiopathic polypoidal choroidal vasculopathy. Korean J Ophthalmol. 2005;19:275–80.

[52] Sato T, Kishi S, Watanabe G, et al. Tomographic features of branching vascular networks in polypoidal choroidal vasculopathy. Retina. 2007;27:589–94.

[53] Schlingemann RO. Role of growth factors and the wound healing response in age-related macular degeneration. Graefes Arch Clin Exp Ophthalmol. 2004;242:91–101.

[54] Semoun O, Guigui B, Tick S, et al. Infrared features of classic choroidal neovascularization in exudative age related macular degeneration. Br J Ophthalmol. 2009;93:182–5.

[55] Spaide R. Ranibizumab according to need: a treatment for age-related macular degeneration. Am J Ophthalmol. 2007;143:679–80.

[56] Spaide RF, Yannuzzi LA, Slakter JS, et al. Indocyanine green videoangiography of idiopathic polypoidal choroidal vasculopathy. Retina. 1995;15:100–10.

[57] Srour M, Querques G, Semoun O, et al. Optical coherence tomography angiography characteristics of polypoidal choroidal vasculopathy. Br J Ophthalmol. 2016;100(11):1489–93.

[58] Toth LA, Stevenson M, Chakravarthy U. Anti-vascular endothelial growth factor therapy for

neovascular age-related macular: outcomes in eyes with poor initial vision. Retina. 2015;35: 1957–63.

[59] Yannuzzi LA. Idiopathic polypoidal choroidal vasculopathy. Presented at The Macula Society Meeting. Miami; 1982.

[60] Yannuzzi LA, Sorenson J, Spaide RF, et al. Idiopathic polypoidal choroidal vasculopathy (IPCV). Retina. 1990;10:1–8.

[61] Yannuzzi LA, Negrão S, Iida T, et al. Retinal angiomatous proliferation in age-related macular degeneration. Retina. 2001;21:416–34.

[62] Yannuzzi LA, Freund KB, Takahashi BS. Review of retinal angiomatous proliferation or type 3 neovascularization. Retina. 2008;28: 375–84.

[63] Zweifel SA, Spaide RF, Curcio CA, Malek G, Imamura Y. Reticular pseudodrusen are subretinal drusenoid deposits. Ophthalmology. 2010;117:303–12.e1.

第2章

第 3 章

息肉样脉络膜血管病变

Jonathan C.H. Cheung，Danny S. C. Ng，and Timothy Y. Y. Lai

译者：杨璐琰，董道权

审校：周钟强，董道权

缩 写			
AF	自发荧光	MMP	基质金属蛋白酶
AMD	年龄相关性黄斑变性	OCTA	光学相干断层扫描血管成像
BVN	异常分支血管网	PCV	息肉样脉络膜血管病变
CNV	脉络膜新生血管	PED	色素上皮脱离
CSC	中心性浆液性脉络膜视网膜病变	PRN	按需给药
PPE	脉络膜肥厚性色素上皮病变	RPE	视网膜色素上皮
FA	荧光素血管造影	SD-OCT	频域光学相干断层扫描
FAF	眼底自发荧光	VA	视力
FCE	局灶性脉络膜凹陷	VEGF	血管内皮生长因子
ICGA	吲哚菁绿血管造影	vPDT	维替泊芬光动力疗法

一、简介

息肉样脉络膜血管病变是一种更常见于亚洲人群的渗出性黄斑病变（Cheung et al.，2018）。Yannuzzi等于20世纪80年代首次对其进行报道，并对其最佳检查手段，即吲哚菁绿血管造影的表现进行描述。息肉样脉络膜血管病变的特征性吲哚菁绿血管造影表现为"息肉样"的视网膜下血管病变（Yannuzzi et al.，1990）。息肉样脉络膜血管病变与AMD有着许多相同的临床特征及危险因素，因此息肉样脉络膜血管病变通常被认为是AMD的一个亚型（Wong et al.，2016）。然而越来越多的证据表明息肉样脉络膜血管病变和典型的AMD之间存在许多明显差异，尤其是临床病程和对治疗的反应。因此，临床医师和研究人员目前认为息肉样脉络膜血管病变是一种独立的疾病或位于视网膜色素上皮下的1型脉络膜新生血管的一个变种。

二、息肉样脉络膜血管病变的流行病学

随着眼科影像技术的发展，息肉样脉络膜血管病变的定义和流行病学也在不断更新。由于息肉样脉络膜血管病变被认为是新生血管性AMD的一种亚型，因此息肉样脉络膜血管病变的流行病学数据主要来源于AMD的相关研究。有趣的是，在不同种族的人群中息肉样脉络膜血管病变的流行病学特征明显不同。Li等的研究表明在东亚一般人群中息肉样脉络膜血管病变的患病率仅为0.3%（Li et al.，2014），其他研究者发现在所谓的AMD人群中，息肉样脉络膜血管病变在亚洲人中的患病率为20%～60%，在白种人中的患病率为8%～13%（Li et al.，2014；Sho et al.，2003；Wen et al.，2004；Liu et al.，2007；Maruko et al.，2007；Byeon et al.，2008；Chang & Wu 2009；Mori et al.，2010；Coscas et al.，2014；Cheung et al.，2014；Ciardella et al.，2004）。在亚洲人中，息肉样脉络膜血管病变多发于男性且常单侧发病（Honda et al.，2014），而在白种人和黑种人中，往往累及双眼，且多发于女性（Lafaut et al.，2000）。

三、息肉样脉络膜血管病变的危险因素

虽然息肉样脉络膜血管病变和AMD的很多危险因素相同，但两者的危险因素也存在差别（Kikuchi et al.，2007；Zeng et al.，2013；Zhao et al.，2015；Cheng et al.，2014）（表3.1）。现有的多个息肉样脉络膜血管病变基因学研究表明息肉样脉络膜血管病变与炎症、脂质代谢和补体通路的多个基因位点存在关联（Sakurada et al.，2013；Ma et al.，2015）。Ma等的研究发现 *ARMS2*、*HTRA1* 和 *SERPING1* 基因的一些单核苷酸多态性可以对息肉样脉络膜血管病变的治疗反应和结果进行预测（Ma et al.，2015）（详见"息肉样脉络膜血管病变的自然病程"）。

表3.1　息肉样脉络膜血管病变发生的危险因素

序号	危险因素
1	**吸烟**
2	**糖尿病**
3	**肾衰竭终末期**
4	炎症标志物，如 *C-反应蛋白*、白细胞介素 -1β
5	同型半胱氨酸
6	MMP-2，MMP-9
7	*血清 VEGF 浓度*

注：基质金属蛋白酶（matrix metalloproteinase，MMP），VEGF：血管内皮生长因子。加粗字体表示与AMD共同的危险因素，倾斜字体表示与AMD相关性更强的危险因素。

四、息肉样脉络膜血管病变的病因和发病机制

息肉样脉络膜血管病变的息肉样病灶起源于异常的脉络膜新生血管，可能是脉络膜局部缺血或炎症反应的结果（Okubo et al.，2002）。血管生成因子，如VEGF参与了息肉样脉络膜血管病变的发生，Lee和Tong等的研究均表明息肉样脉络膜血管病变患者眼内的VEGF水平均较正常人升高（Lee et al.，2013；Tong et al.，2006）。异常扩张的脉络膜血管相互连接形成异常分支血管网，其外缘瘤样扩张，形成特征性息肉状病灶（Sato et al.，2007；Okubo et al.，2002；Yannuzzi et al.，1990）。这些异常分支血管网和息肉样病灶可引起渗出、视网膜色素上皮破坏，甚至破裂引起出血。

息肉样脉络膜血管病变处的脉络膜常表现为高渗透性和增厚（Chung et al.，2011）。脉络膜的高渗透性和增厚这些特征也见于其他黄斑疾病，如中心性浆液性脉络膜视网膜病变（central serous chorioretinopathy，CSC）、脉络膜肥厚性色素上皮病变（pachychoroid pigment epitheliopathy，PPE）和脉络膜肥厚性新生血管病变，这些疾病目前统称为脉络膜肥厚疾病（Balaratnasingam et al.，2016；Gallego-Pinazo et al.，2014）。

五、息肉样脉络膜血管病变的临床和影像学表现

息肉样脉络膜血管病变与新生血管性AMD在临床上有时难以区分，因为它们在眼底表现上有许多共同特征，如视网膜下渗出或出血、浆液性或出血性色素上皮脱离和视网膜色素上皮萎缩（Tsujikawa et al.，2007）（图3.1～图3.3）。值得注意的是，息肉样脉络膜血管病变患者的眼底通常缺乏AMD的典型征象，如软性玻璃膜疣、色素改变和地图状萎缩（Yannuzzi et al.，

1990，1997；Sho et al.，2003；Balaratnasingam et al.，2016）。这种息肉样病灶有时在眼底检查时可见于黄斑区或视盘周围，表现为视网膜下隆起的橙红色结节。

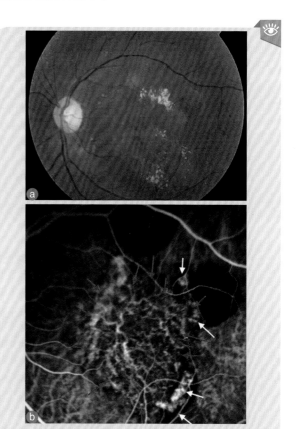

图3.1　a.息肉样脉络膜血管病变患者左眼眼底照片示浆液性色素上皮脱离，黄斑出血和硬性渗出；b.吲哚菁绿血管造影早期示多灶息肉样病变（白箭头）呈结节状强荧光、异常分支血管网呈强荧光（红箭头）

目前，吲哚菁绿血管造影是诊断息肉样脉络膜血管病变的"金标准"。虽然息肉样脉络膜血管病变在其他影像学检查中有特征性表现，但吲哚菁绿血管造影对于诊断息肉样脉络膜血管病变仍然非常重要。不过，由于息肉样脉络膜血管病变与典型的新生血管性AMD有诸多相似之处，即使是经验丰富的医师，准确诊断息肉样脉络膜血管病变可能仍是一个挑战。在某些情况下，息肉样病灶在疾病的早期阶段可能难以发现，因此诊断息肉样脉络膜血管病变有时需要重复某些影像学检查。

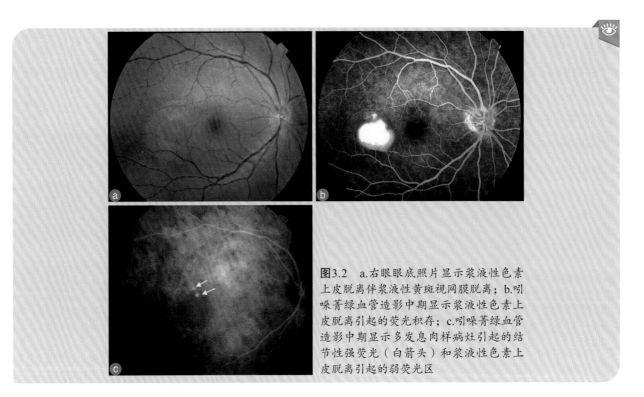

图3.2 a.右眼眼底照片显示浆液性色素上皮脱离伴浆液性黄斑视网膜脱离；b.吲哚菁绿血管造影中期显示浆液性色素上皮脱离引起的荧光积存；c.吲哚菁绿血管造影中期显示多发息肉样病灶引起的结节性强荧光（白箭头）和浆液性色素上皮脱离引起的弱荧光区

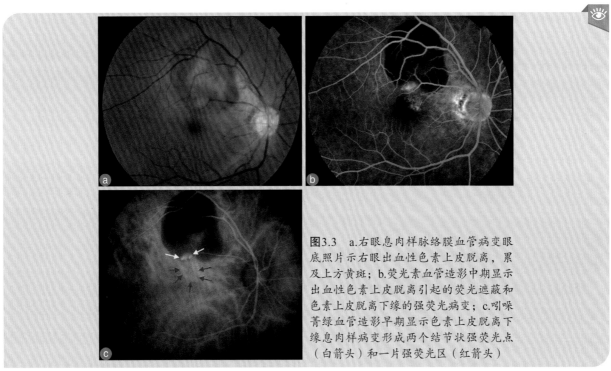

图3.3 a.右眼息肉样脉络膜血管病变眼底照片示右眼出血性色素上皮脱离，累及上方黄斑；b.荧光素血管造影中期显示出血性色素上皮脱离引起的荧光遮蔽和色素上皮脱离下缘的强荧光病变；c.吲哚菁绿血管造影早期显示色素上皮脱离下缘息肉样病变形成两个结节状强荧光点（白箭头）和一片强荧光区（红箭头）

1. 吲哚菁绿血管造影成像

吲哚菁绿血管造影是息肉样脉络膜血管病变诊断的"金标准"。在吲哚菁绿血管造影检查中息肉样病变表现为局灶性强荧光结节，可伴有弱荧光光晕，可搏动，可聚集成各种形态（Koh et al., 2012; Spaide et al., 1995; Tan et al., 2015）（图3.1～图3.3）。异常分支血管网也可以看作相互连接的视网膜下血管（Tan et al., 2015）。由于需要招募息肉样脉络膜血管病变患者进行多中心临床试验，EVEREST研究小组建立了一套息肉样脉络膜血管病变诊断标准，并被全球许多研究者广泛应用。EVEREST研究小组建立的诊断标准为在吲哚菁绿血管造影的前6分钟内出现局灶性强荧光病灶，并至少具备以下特征之一：吲哚菁绿血管造影检出异常分支血管网，动态吲哚菁绿血管造影检出搏动性息肉样病变，裂隙灯联合前置镜或双目间接检眼镜下可见到结节状息肉样病灶，吲哚菁绿血管造影可见到弱荧光光晕，彩色眼底照下可见到橘红色视网膜下结节和（或）与之相关的视网膜内或下大片出血（Koh et al.，2012）（图3.4）。

2.SD-OCT

SD-OCT虽然不能取代吲哚菁绿血管造影，但其对息肉样脉络膜血管病变的诊断能力与吲哚菁绿血管造影不分伯仲（Chang et al.2016；De Salvo et al.2014），因此SD-OCT也是一种有效的诊断工具，特别是在尚不能开展吲哚菁绿血管造影的医疗机构。SD-OCT成像上的息肉样病变可表现为视网膜色素上皮呈尖峰样抬高（色素上皮脱离呈尖峰样或指状突起）（图3.5）（Iijima et al.，1999，2000）。色素上皮脱离边缘常可见一个切迹，是息肉样病变的部位（Tsujikawa et al.，2007）。视网膜色素上皮和布鲁赫膜之间的分离是由异常分支血管网引起的，在SD-OCT上显示为两条明显的强反射信号带，被称为双层征（Sato et al.，2007；Kim et al.，2013）。息肉样脉络膜血管病变与其他脉络膜肥厚疾病在SD-OCT上有共同的表现，即脉络膜增厚。常表现为脉络膜大血管（厚血管）扩张，从而导致脉络膜毛细血管层和中血管层因压迫而受损，部分患者甚至出现局限性脉络膜凹陷，也就是局灶性脉络膜凹陷（focal choroidal excavation，FCE）（Balaratnasingam et al.，2016；Gallego-Pinazo et al.，2014；Dansingani et al.，2016）。

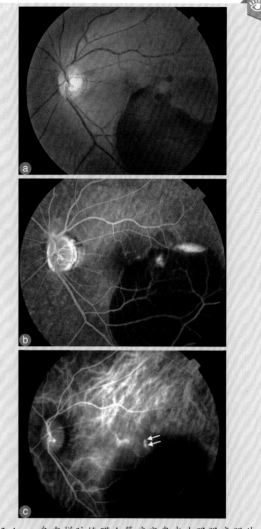

图3.4　a.息肉样脉络膜血管病变患者左眼眼底照片显示左眼累及颞下黄斑的出血性色素上皮脱离及视网膜下大片出血；b.荧光素血管造影中期显示出血性色素上皮脱离和视网膜下出血导致的荧光遮蔽，在色素上皮脱离的上缘可见息肉样病灶的强荧光；c.吲哚菁绿血管造影早期显示2个结节性、由息肉样病变（白箭头）引起的强荧光点

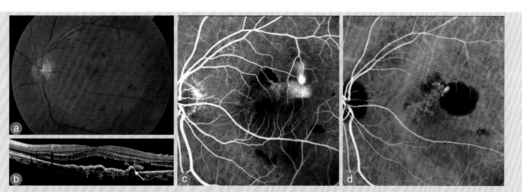

图3.5　a.息肉样脉络膜血管病变患者左眼眼底照片显示左眼浆液性黄斑出血伴色素上皮脱离和视网膜下片状出血；b.SD-OCT显示浆液性黄斑区神经上皮脱离伴呈指样突起的息肉样病变（白箭头）及由异常分支血管网（红箭头）引起的双层征；c.荧光素血管造影中期显示视网膜下出血导致的荧光遮蔽，以及色素上皮脱离上的烟雾状荧光渗漏；d.吲哚菁绿血管造影早期显示在色素上皮脱离切迹处的异常分支血管网末端的两个由息肉样病变引起的结节状强荧光点

3. 光学相干断层扫描血管成像

OCTA是一种新兴的非侵入性视网膜脉络膜血管成像技术。它无须造影剂就可获得活体视网膜脉络膜的血管影像。在息肉样病变和异常分支血管网处可见局部血流信号增强（图3.6）。尽管相较吲哚菁绿血管造影，OCTA具有非侵入性的优势，但由于不能将所有息肉样脉络膜血管病变检出，目前仍不能替代吲哚菁绿血管造影（Inoue et al., 2015）。

4. 荧光素血管造影

尽管荧光素血管造影在新生血管性AMD的脉络膜新生血管的诊断上具有重要作用，但其对息肉样脉络膜血管病变的诊断价值却不大，主要原因在于荧光素血管造影不能很好地显示脉络膜血管系统：在荧光素血管造影检查中，息肉样病变的轮廓不能清晰显示，异常分支血管网的范围还经常被放大（Cheung et al., 2018）。有研究表明，当有其他的影像学检查可用时，荧光素血管造影似乎不能为诊断息肉样脉络膜血管病变提供更多的信息（Chaikitmongkol et al., 2018）。尽管如此，对于某些息肉样脉络膜血管病变患者，尤其是长期随访的患者，荧光素血管造影对其眼部脉络膜新生血管发生、发展的评估仍然是有用的。

5. 眼底自发荧光

眼底自发荧光（fundus autofluorescence, FAF）是一种可以显示视网膜色素上皮代谢状态和功能受损的非侵入性检查。在息肉样脉络膜血管病变患者检查中，息肉样病灶常显示为被强荧光环绕的弱荧光团。然而，少数情况下可能显示为其他形式，甚至是相反的形式，如被弱荧光环绕的强荧光。异常分支血管网则主要表现为颗粒状的低自发荧光（Oztas et al., 2016；Zhao et al., 2018；Yamagishi et al., 2012）。早期的报道表明，这些表现可能随着疾病的进展而改变，或随着治疗而消退（Suzuki et al., 2013；Yamagishi et al., 2014）。

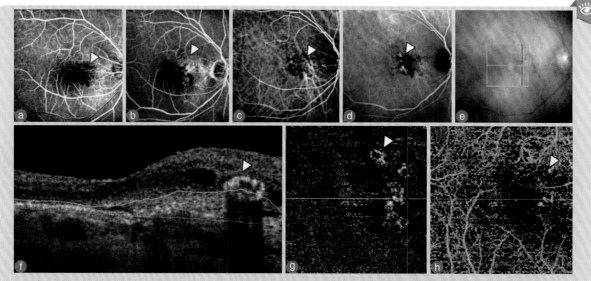

a.荧光素血管造影早期显示强荧光（箭头）；b.荧光素血管造影晚期由于荧光素未能穿过病灶，因此未见明显荧光渗漏（箭头）；c、d.吲哚菁绿血管造影早期和晚期显示簇状息肉样病变引起的视网膜下局灶性强荧光（箭头）；e.OCTA 3 mm×3 mm的en face扫描区域（绿框）和十字线定位线（紫色和蓝色线）；f.色素上皮脱离在OCT上水平位置（蓝线）的B-Scan的扫描图像，视网膜色素上皮下方的指状突起为息肉样病变；g.OCTA上视网膜外层的en face图像显示分支血管网的血流信号，圆形的流动信号（箭头）指示息肉样病变；h.OCTA en face蓝色信号显示的息肉样病变（箭头）和分支血管网的投影

图3.6　合并浆液性色素上皮脱离（色素上皮脱离的息肉样脉络膜血管病变患者右眼检查结果）

六、息肉样脉络膜血管病变的自然病程

息肉样脉络膜血管病变可引起与新生血管性AMD相似的渗出性或出血性并发症（Uyama et al.，2002）。然而，息肉样脉络膜血管病变的预后被认为好于新生血管性AMD，部分原因可能是由于纤维化瘢痕的形成率较低（Yannuzzi et al.，1997）。息肉样脉络膜血管病变在其自然病程和预后方面均表现出显著的异质性。在一半的患者中，息肉样脉络膜血管病变是有相对自限性的，甚至可以不经治疗而自行改善；而在另一半患者中，尽管积极治疗，疾病仍可复发和进展，导致显著的视力丧失（Cheung et al.，2015）。这使得研究者根据吲哚菁绿血管造影脉络膜血管异常及血管病变的复杂程度，进一步将息肉样脉络膜血管病变分为具有不同临床病程和特征的潜在亚型（Yuzawa et al.，2005；Tan et al.，2014）。现已发现这种血管病变的出现与ARMS2基因多态性有关，这可能也部分解释了我们所观察到的表型差异（Tanaka et al.，2011）。特别需要注意的是"葡萄簇样"息肉样病灶是预后不佳的一个重要因素（Uyama et al.，2002）。

七、息肉样脉络膜血管病变的治疗

目前，已有多种治疗方案用于息肉样脉络膜血管病变的治疗，包括运用维替泊芬光动力疗法（verteporfin photodynamic therapy，vPDT）、玻璃体腔内注射抗VEGF治疗药物、热激光光凝术和联合治疗。治疗的选择取决于患者的临床特点、患者和医师的偏好，以及治疗的可开展性。

1. 息肉样脉络膜血管病变的vPDT

在抗VEGF治疗出现之前，单一的vPDT是息肉样脉络膜血管病变最为广泛的治疗方式。vPDT的主要作用是使息肉样病变消退，从而减少息肉样病变的渗出（Kokame 2014）。矛盾的是，单一的vPDT治疗后，初始视敏度的改善未能持续超过3年（Wong et al.，2015）。一种假设是，vPDT

引起的间接损害随着时间的推移而累积，进而损害脉络膜毛细血管层、视网膜色素上皮和光感受器，最终导致黄斑萎缩。此外，vPDT似乎对异常分支血管网引起的渗漏也完全无效（Wakabayashi et al.，2008）。视网膜下大出血、视网膜色素上皮撕裂、脉络膜缺血等少见的并发症也阻碍了该治疗方案在视力较好患者及病灶较大累及中央凹的患者中的使用（Oishi et al.，2013）。

2. 息肉样脉络膜血管病变的抗VEGF治疗

使用抗VEGF治疗息肉样脉络膜血管病变的最初报告显示，与新生血管性AMD引起的典型脉络膜新生血管相比，息肉样脉络膜血管病变可能对抗VEGF治疗更易发生耐药（Cho et al.，2009；Hatz & Prunte 2014）。一些患者起初被诊断为典型的新生血管性AMD患者，但在多次抗VEGF治疗无效后才被诊断为息肉样脉络膜血管病变。尽管如此，早期研究表明抗VEGF治疗可以提高患眼视力，减少视网膜下积液和出血（Gomi et al.，2008；Lai et al.，2008；Kokame et al.，2014；Oishi et al.，2014）。EVEREST研究表明，尽管在息肉消退方面雷珠单抗单药治疗效果较差，但在视力提高方面，雷珠单抗单药治疗优于单独使用vPDT，（Koh et al.，2012）。Inoue等在对固定给药抑或按需给药（pro re nata，PRN）治疗计划方案进行研究后发现两种给药方式对息肉样脉络膜血管病变患者的预后无显著差异（Inoue et al.，2016）。交叉研究（横断面）结果显示，雷珠单抗单药治疗和贝伐单抗单药治疗的疗效相当（Cho et al.，2012）。另外，阿柏西普可能有更好的息肉样病变消退率（Yamamoto et al.，2015），但这些结果还有待于正式的前瞻性头对头研究的证实。

3. 息肉样脉络膜血管病变的联合治疗

息肉样脉络膜血管病变患者接受不同的治疗方法后，其结构和功能存在细微差异：vPDT因使息肉样病变消退而在解剖结构上表现更好；而抗VEGF治疗能更好地提高视力，减少渗漏，而对息肉样脉络膜血管病变消退效果较差。EVEREST II研究表明，与雷珠单抗单药治疗相比，雷珠单

抗联合vPDT可获得更好的视力获益、更高的息肉样脉络膜血管病变消退率和更少的注射次数（Koh et al., 2017）。vPDT延迟治疗虽然能使患者的vPDT相关的潜在并发症减少，但FUJISAN研究表明，运用雷珠单抗联合光动力疗法进行延迟治疗的患者在最初3个月后可能需要更多的雷珠单抗注射（Gomi et al., 2015）。然而，PLANET研究发现，与固定给药间隔的阿柏西普单药治疗相比，延迟的光动力疗法补救治疗没有任何额外的获益（Lee et al., 2018）。

4. 热激光光凝

由于治疗后息肉样脉络膜血管病变的高复发率，热激光光凝目前已不再是息肉样脉络膜血管病变治疗的一线治疗方法（Yuzawa et al., 2003）。因为它可能导致视网膜和视网膜色素上皮的损伤及瘢痕，目前它仅被用于黄斑中央凹外病灶的治疗（Gemmy Cheung et al., 2013）。然而，对于复发性息肉样脉络膜血管病变，热激光光凝仍然为光动力疗法或抗VEGF治疗的一种重要的辅助治疗（Jeon et al., 2013）。

5. 息肉样脉络膜血管病变的治疗策略

目前，尚无任何指南给出一个标准的治疗方案。尽管如此，专家们已经对一些治疗原则达成共识。首先，根据目前的临床证据，抗VEGF单药治疗和抗VEGF联合vPDT治疗均为一线治疗；其次，对于存在vPDT相对禁忌证（较好的基线视力或息肉样脉络膜血管病变诊断的不确定）的患眼，抗VEGF治疗更适合一线治疗。由于息肉样脉络膜血管病变的高复发率，无论最初治疗方案如何，密切的随访对监测治疗反应都是至关重要的。热激光光凝可能对中央凹外病变的治疗有一定作用。复发性息肉样脉络膜血管病变可能需要抗VEGF联合选择性vPDT或视网膜激光光凝治疗。

参考文献
（遵从原版图书著录格式）

[1] Balaratnasingam C, Lee WK, Koizumi H, et al. Polypoidal choroidal vasculopathy: a distinct disease or manifestation of many? Retina. 2016;36:1–8.

[2] Byeon SH, Lee SC, Oh HS, et al. Incidence and clinical patterns of polypoidal choroidal vasculopathy in Korean patients. Jpn J Ophthalmol. 2008;52:57–62.

[3] Chaikitmongkol V, Khunsongkiet P, Patikulsila D, et al. Color fundus photography, optical coherence tomography, and fluorescein angiography in diagnosing polypoidal choroidal vasculopathy. Am J Ophthalmol. 2018;192:77–83.

[4] Chang YC, Wu WC. Polypoidal choroidal vasculopathy in Taiwanese patients. Ophthalmic Surg Lasers Imaging. 2009;40:576–81.

[5] Chang YS, Kim JH, Kim JW, et al. Optical coherence tomography-based diagnosis of polypoidal choroidal vasculopathy in Korean Patients. Korean J Ophthalmol. 2016;30:198–205.

[6] Cheng HC, Liu JH, Lee SM. Hyperhomocysteinemia in patients with polypoidal choroidal vasculopathy: a case control study. PLoS One. 2014;9:e110818.

[7] Cheung CM, Li X, Cheng CY, et al. Prevalence, racial variations, and risk factors of age-related macular degeneration in Singaporean Chinese, Indians, and Malays. Ophthalmology. 2014;121:1598–603.

[8] Cheung CM, Yang E, Lee WK, et al. The natural history of polypoidal choroidal vasculopathy: a multi-center series of untreated Asian patients. Graefes Arch Clin Exp Ophthalmol. 2015;253:2075–85.

[9] Cheung CMG, Lai TYY, Ruamviboonsuk P, et al. Polypoidal choroidal vasculopathy: definition, pathogenesis, diagnosis, and management. Ophthalmology. 2018;125:708–24.

[10] Cho M, Barbazetto IA, Freund KB. Refractory neovascular age-related macular degeneration secondary to polypoidal choroidal vasculopathy. Am J Ophthalmol. 2009;148:70–8.e1.

[11] Cho HJ, Baek JS, Lee DW, et al. Short-term effectiveness of intravitreal bevacizumab vs. ranibizumab injections for patients with polypoidal choroidal vasculopathy. Korean J Ophthalmol. 2012;26:157–62.

[12] Chung SE, Kang SW, Lee JH, et al. Choroidal

thickness in polypoidal choroidal vasculopathy and exudative age-related macular degeneration. Ophthalmology. 2011;118:840–5.

[13] Ciardella AP, Donsoff IM, Huang SJ, et al. Polypoidal choroidal vasculopathy. Surv Ophthalmol. 2004;49:25–37.

[14] Coscas G, Yamashiro K, Coscas F, et al. Comparison of exudative age-related macular degeneration subtypes in Japanese and French Patients: multicenter diagnosis with multimodal imaging. Am J Ophthalmol. 2014;158:309–318e2.

[15] Dansingani KK, Balaratnasingam C, Naysan J, et al. En face imaging of pachychoroid spectrum disorders with swept-source optical coherence tomography. Retina. 2016;36:499–516.

[16] De Salvo G, Vaz-Pereira S, Keane PA, et al. Sensitivity and specificity of spectral-domain optical coherence tomography in detecting idiopathic polypoidal choroidal vasculopathy. Am J Ophthalmol. 2014;158:1228–38.e1.

[17] Gallego-Pinazo R, Dolz-Marco R, Gomez-Ulla F, et al. Pachychoroid diseases of the macula. Med Hypothesis Discov Innov Ophthalmol. 2014;3:111–5.

[18] Gemmy Cheung CM, Yeo I, Li X, et al. Argon laser with and without anti-vascular endothelial growth factor therapy for extrafoveal polypoidal choroidal vasculopathy. Am J Ophthalmol. 2013;155:295–304.

[19] Gomi F, Sawa M, Sakaguchi H, et al. Efficacy of intravitreal bevacizumab for polypoidal choroidal vasculopathy. Br J Ophthalmol. 2008;92:70–3.

[20] Gomi F, Oshima Y, Mori R, et al. Initial versus delayed photodynamic therapy in combination with ranibizumab for treament of polypoidal choroidal vasculopathy: the Fujisan Study. Retina. 2015;35:1569–76.

[21] Hatz K, Prunte C. Polypoidal choroidal vasculopathy in Caucasian patients with presumed neovascular age-related macular degeneration and poor ranibizumab response. Br J Ophthalmol. 2014;98:188–94.

[22] Honda S, Matsumiya W, Negi A. Polypoidal choroidal vasculopathy: clinical features and genetic predisposition. Ophthalmologica. 2014;231:59–74.

[23] Iijima H, Imai M, Gohdo T, et al. Optical coherence tomography of idiopathic polypoidal choroidal vasculopathy. Am J Ophthalmol. 1999;127:301–5.

[24] Iijima H, Iida T, Imai M, et al. Optical coherence tomography of orange-red subretinal lesions in eyes with idiopathic polypoidal choroidal vasculopathy. Am J Ophthalmol. 2000;129:21–6.

[25] Inoue M, Balaratnasingam C, Freund KB. Optical coherence tomography angiography of polypoidal choroidal vasculopathy and polypoidal choroidal neovascularization. Retina. 2015;35:2265–74.

[26] Inoue M, Yamane S, Taoka R, et al. Aflibercept for polypoidal choroidal vasculopathy: as needed versus fixed interval dosing. Retina. 2016;36:1527–34.

[27] Jeon S, Lee WK, Kim KS. Adjusted retreatment of polypoidal choroidal vasculopathy after combination therapy: results at 3 years. Retina. 2013;33:1193–200.

[28] Kikuchi M, Nakamura M, Ishikawa K, et al. Elevated C-reactive protein levels in patients with polypoidal choroidal vasculopathy and patients with neovascular age-related macular degeneration. Ophthalmology. 2007;114:1722–7.

[29] Kim JH, Kang SW, Kim TH, et al. Structure of polypoidal choroidal vasculopathy studied by colocalization between tomographic and angiographic lesions. Am J Ophthalmol. 2013;156:974–80.

[30] Koh A, Lee WK, Chen LJ, et al. EVEREST study: efficacy and safety of verteporfin photodynamic therapy in combination with ranibizumab or alone versus ranibizumab monotherapy in patients with symptomatic macular polypoidal choroidal vasculopathy. Retina. 2012;32:1453–64.

[31] Koh A, Lai TYY, Takahashi K, et al. Efficacy and safety of ranibizumab with or without verteporfin photodynamic therapy for polypoidal

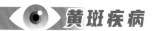

choroidal vasculopathy: a randomized clinical trial. JAMA Ophthalmol. 2017;135:1206–13.

[32] Kokame GT. Prospective evaluation of subretinal vessel location in polypoidal choroidal vasculopathy (PCV) and response of hemorrhagic and exudative PCV to high-dose antiangiogenic therapy (an American Ophthalmological Society thesis). Trans Am Ophthalmol Soc. 2014;112:74–93.

[33] Kokame GT, Yeung L, Teramoto K, et al. Polypoidal choroidal vasculopathy exudation and hemorrhage: results of monthly ranibizumab therapy at one year. Ophthalmologica. 2014;231:94–102.

[34] Lafaut BA, Leys AM, Snyers B, et al. Polypoidal choroidal vasculopathy in Caucasians. Graefes Arch Clin Exp Ophthalmol. 2000;238:752–9.

[35] Lai TY, Chan WM, Liu DT, et al. Intravitreal bevacizumab (Avastin) with or without photodynamic therapy for the treatment of polypoidal choroidal vasculopathy. Br J Ophthalmol. 2008;92:661–6.

[36] Lee MY, Lee WK, Baek J, et al. Photodynamic therapy versus combination therapy in polypoidal choroidal vasculopathy: changes of aqueous vascular endothelial growth factor. Am J Ophthalmol. 2013;156:343–8.

[37] Lee WK, Iida T, Ogura Y, et al. Efficacy and safety of intravitreal aflibercept for polypoidal choroidal vasculopathy in the PLANET Study: a randomized clinical trial. JAMA Ophthalmol. 2018;136: 786–93.

[38] Li Y, You QS, Wei WB, et al. Polypoidal choroidal vasculopathy in adult chinese: the Beijing Eye Study. Ophthalmology. 2014;121: 2290–1.

[39] Liu Y, Wen F, Huang S, et al. Subtype lesions of neovascular agerelated macular degeneration in Chinese patients. Graefes Arch Clin Exp Ophthalmol. 2007;245:1441–5.

[40] Ma L, Li Z, Liu K, et al. Association of genetic variants with polypoidal choroidal vasculopathy: a systematic review and updated meta-analysis. Ophthalmology. 2015;122: 1854–65.

[41] Maruko I, Iida T, Saito M, et al. Clinical characteristics of exudative age-related macular degeneration in Japanese patients. Am J Ophthalmol. 2007;144:15–22.

[42] Mori K, Horie-Inoue K, Gehlbach PL, et al. Phenotype and genotype characteristics of age-related macular degeneration in a Japanese population. Ophthalmology. 2010;117:928–38.

[43] Oishi A, Kojima H, Mandai M, et al. Comparison of the effect of ranibizumab and verteporfin for polypoidal choroidal vasculopathy: 12-month LAPTOP study results. Am J Ophthalmol. 2013;156:644–51.

[44] Oishi A, Miyamoto N, Mandai M, et al. LAPTOP study: a 24-month trial of verteporfin versus ranibizumab for polypoidal choroidal vasculopathy. Ophthalmology. 2014;121:1151–2.

[45] Okubo A, Sameshima M, Uemura A, et al. Clinicopathological correlation of polypoidal choroidal vasculopathy revealed by ultrastructural study. Br J Ophthalmol. 2002;86: 1093–8.

[46] Oztas Z, Mentes J, Nalcaci S, et al. Characteristics of fundus autofluorescence in active polypoidal choroidal vasculopathy. Turk J Ophthalmol. 2016;46:165–8.

[47] Sakurada Y, Yoneyama S, Imasawa M, et al. Systemic risk factors associated with polypoidal choroidal vasculopathy and neovascular age-related macular degeneration. Retina. 2013;33:841–5.

[48] Sato T, Kishi S, Watanabe G, et al. Tomographic features of branching vascular networks in polypoidal choroidal vasculopathy. Retina. 2007;27:589–94.

[49] Sho K, Takahashi K, Yamada H, et al. Polypoidal choroidal vasculopathy: incidence, demographic features, and clinical characteristics. Arch Ophthalmol. 2003;121:1392–6.

[50] Spaide RF, Yannuzzi LA, Slakter JS, et al. Indocyanine green videoangiography of idiopathic polypoidal choroidal vasculopathy. Retina. 1995;15:100–10.

[51] Suzuki M, Gomi F, Sawa M, et al. Changes in fundus autofluorescence in polypoidal choroidal vasculopathy during 3 years of

follow-up. Graefes Arch Clin Exp Ophthalmol. 2013;251:2331–7.

[52] Tan CS, Ngo WK, Lim LW, et al. A novel classification of the vascular patterns of polypoidal choroidal vasculopathy and its relation to clinical outcomes. Br J Ophthalmol. 2014;98:1528–33.

[53] Tan CS, Ngo WK, Chen JP, et al. EVEREST study report 2: imaging and grading protocol, and baseline characteristics of a randomised controlled trial of polypoidal choroidal vasculopathy. Br J Ophthalmol. 2015;99:624–8.

[54] Tanaka K, Nakayama T, Mori R, et al. Associations of complement factor H (CFH) and age-related maculopathy susceptibility 2 (ARMS2) genotypes with subtypes of polypoidal choroidal vasculopathy. Invest Ophthalmol Vis Sci. 2011;52:7441–4.

[55] Tong JP, Chan WM, Liu DT, et al. Aqueous humor levels of vascular endothelial growth factor and pigment epithelium-derived factor in polypoidal choroidal vasculopathy and choroidal neovascularization. Am J Ophthalmol. 2006;141:456–62.

[56] Tsujikawa A, Sasahara M, Otani A, et al. Pigment epithelial detachment in polypoidal choroidal vasculopathy. Am J Ophthalmol. 2007;143:102–11.

[57] Uyama M, Wada M, Nagai Y, et al. Polypoidal choroidal vasculopathy: natural history. Am J Ophthalmol. 2002;133:639–48.

[58] Wakabayashi T, Gomi F, Sawa M, et al. Marked vascular changes of polypoidal choroidal vasculopathy after photodynamic therapy. Br J Ophthalmol. 2008;92:936–40.

[59] Wen F, Chen C, Wu D, et al. Polypoidal choroidal vasculopathy in elderly Chinese patients. Graefes Arch Clin Exp Ophthalmol. 2004;242:625–9.

[60] Wong CW, Cheung CM, Mathur R, et al. Three-year results of polypoidal choroidal vasculopathy treated with photodynamic therapy: retrospective study and systematic review. Retina. 2015;35:1577–93.

[61] Wong CW, Yanagi Y, Lee WK, et al. Age-related macular degeneration and polypoidal choroidal vasculopathy in Asians. Prog Retin Eye Res. 2016;53:107–39.

[62] Yamagishi T, Koizumi H, Yamazaki T, et al. Fundus autofluorescence in polypoidal choroidal vasculopathy. Ophthalmology. 2012;119: 1650–7.

[63] Yamagishi T, Koizumi H, Yamazaki T, et al. Changes in fundus autofluorescence after treatments for polypoidal choroidal vasculopathy. Br J Ophthalmol. 2014;98:780–4.

[64] Yamamoto A, Okada AA, Kano M, et al. One-Year results of intravitreal aflibercept for polypoidal choroidal vasculopathy. Ophthalmology. 2015;122:1866–72.

[65] Yannuzzi LA, Sorenson J, Spaide RF, et al. Idiopathic polypoidal choroidal vasculopathy (IPCV). Retina. 1990;10:1–8.

[66] Yannuzzi LA, Ciardella A, Spaide RF, et al. The expanding clinical spectrum of idiopathic polypoidal choroidal vasculopathy. Arch Ophthalmol. 1997;115:478–85.

[67] Yuzawa M, Mori R, Haruyama M. A study of laser photocoagulation for polypoidal choroidal vasculopathy. Jpn J Ophthalmol. 2003;47:379–84.

[68] Yuzawa M, Mori R, Kawamura A. The origins of polypoidal choroidal vasculopathy. Br J Ophthalmol. 2005;89:602–27.

[69] Zeng R, Wen F, Zhang X, et al. Serum levels of matrix metalloproteinase 2 and matrix metalloproteinase 9 elevated in polypoidal choroidal vasculopathy but not in age-related macular degeneration. Mol Vis. 2013;19:729–36.

[70] Zhao M, Bai Y, Xie W, et al. Interleukin-1beta level is increased in vitreous of patients with neovascular age-related macular degeneration (nAMD) and polypoidal choroidal vasculopathy (PCV). PLoS One. 2015;10:e0125150.

[71] Zhao X, Xia S, Chen Y. Characteristic appearances of fundus autofluorescence in treatment-naive and active polypoidal choroidal vasculopathy: a retrospective study of 170 patients. Graefes Arch Clin Exp Ophthalmol. 2018;256:1101–10.

第4章

中心性浆液性脉络膜视网膜病变 / 脉络膜肥厚性眼病

Jae Hyung Lee and Won Ki Lee

译者：黄俊萍，董道权

审校：董道权

缩 写			
AMD	年龄相关性黄斑变性	PDT	光动力疗法
CNV	脉络膜新生血管	PED	色素上皮脱离
CSC	中心性浆液性脉络膜视网膜病变	PPE	脉络膜肥厚性色素上皮病变
FA	荧光素血管造影	PPS	视盘周围脉络膜肥厚综合征
FAF	眼底自发荧光	RPE	视网膜色素上皮
ICGA	吲哚菁绿血管造影	VEGF	血管内皮生长因子
OCT	光学相干断层扫描		

一、中心性浆液性脉络膜视网膜病变

1. 简介

CSC是一种以神经视网膜浆液性脱离为特征的脉络膜视网膜疾病，与浆液性视网膜色素上皮脱离、视网膜色素上皮层水平的血管造影渗漏及脉络膜的高通透性有关（Nicholson et al.，2013）。CSC通常是特发性的，但也可能继发于高水平的内源性或外源性皮质内固醇系统状态。CSC好发于中青年男性，其病灶常位于后极部（Kitzmann et al.，2008）。根据病程，CSC分为急性CSC或慢性CSC（病程持续3~6个月以上）。急性CSC通常在2~3个月自愈，视力预后良好。而慢性CSC患者可能会出现持续的或复发性的黄斑区浆液性视网膜脱离及进行性视力下降（Gilbert et al.，1984）。

2. 发病机制

CSC的病理生理学机制尚不清楚。最初研究者认为CSC的发生是视网膜色素上皮离子泵的功能障碍，导致脉络膜渗漏的液体反向流入神经视网膜下（Spitznas，1986）。后来，CSC的发病机制被认为是脉络膜血管的高通透性，伴或不伴活动性色素上皮渗漏或色素上皮脱离（Guyer et al.，1994）。人们普遍认为，脉络膜的高通透性导致视网膜色素上皮的浆液性脱离，从而导致视网膜色素上皮撕裂或失代偿，进而导致视网膜色素上皮渗漏，水、电解质、蛋白质弥散进入神经

视网膜下。脉络膜异常的原因目前仍不清楚，脉络膜血流自动调节的改变或局部脉络膜缺血被认为是一个可能的原因（Tittl et al.，2005；Prunte & Flammer，1996）。

CSC的危险因素包括皮质类固醇药物的使用、精神心理压力、A型性格、高血压、胃食管反流病、妊娠、精神类药物的使用（Yannuzzi，1987；Tittl et al.，1999；Liew et al.，2013）。皮质类固醇药物的使用是最为公认的危险因素，且无论是全身还是局部使用糖皮质激素均与CSC发病相关（Carvalho-Recchiaet al.，2002）。这种关联机制是通过减少一氧化氮（nitric oxide，NO）的产生来诱导脉络膜血管的收缩，从而直接增加脉络膜血管的通透性及损伤视网膜色素上皮细胞紧密连接（Smith，1984；Liew et al.，2013）。皮质类固醇还会逆转视网膜色素上皮细胞的极性，使离子泵将脉络膜渗漏的液体泵至神经视网膜下间隙（Bastl，1987；Sandle & McGlone，1987）。

3. 临床特点

在眼底检查中，急性CSC的典型表现是位于后极部的、边界清晰的、椭圆形神经视网膜脱离（图4.1）。浆液性色素上皮脱离可与神经视网膜脱离同时出现，也可以独立出现。在慢性复发患者中可见视网膜色素上皮改变和萎缩，也可见到连接于黄斑和下方神经视网膜脱离区域的、因视网膜下积液随重力移动所遗留的色素萎缩带。非典型的CSC患者也可出现泡性视网膜脱离。因重力的原因，视网膜下积液会由黄斑区流向下方视网膜，因此大泡性视网膜脱离往往发生于下方视网膜（图4.2）。

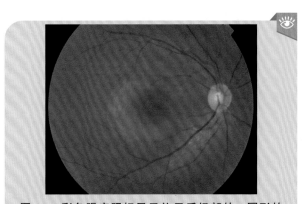

图4.1　彩色眼底照相显示位于后极部的、圆形的神经视网膜脱离

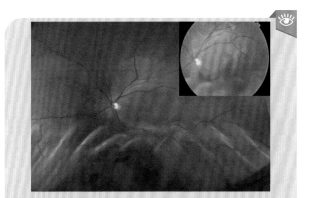

图4.2 广角彩色眼底照相显示后极部浆液性色素上皮脱离，以及位于下方的大泡性神经视网膜脱离

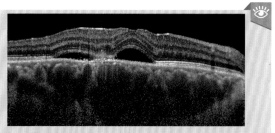

图4.3 增强深部成像的OCT显示脉络膜厚度增加（黄斑中央凹下的脉络膜厚度为650 μm），视网膜色素上皮层小凸起，视网膜下积液内流动的高反射信号。在视网膜色素上皮层小凸起的下方，脉络膜中、大血管扩张，但此区的脉络膜毛细血管层比邻近区域明显变薄

OCT是CSC诊断和随访的主要检查方法。近年来，OCT和SS-OCT使脉络膜全层可视，进而使人们对脉络膜血管形态结构的认识进一步提高。据报道，CSC患者的患眼和对侧眼脉络膜厚度均较健康受试者的脉络膜厚（Kuroda et al.，2013；Maruko et al.，2011）。脉络膜厚度增加源于脉络膜大血管的局灶性或弥漫性扩张，在吲哚菁绿血管造影上，这些血管通常位于脉络膜血管高通透区（Jirarattanasopa et al.，2012；Yang et al.，2013）。在扩张的脉络膜血管上方，常可以观察到脉络膜内层的光衰减或视网膜色素上皮凸起（图4.3）。在CSC患者的OCT表现中，经常会看到视网膜浆液性脱离区域的光感受器外层片段被拉长，这是因为视网膜色素上皮细胞的吞噬功能减弱或丧失（Matsumoto et al.，2008）。

急性CSC的荧光素血管造影有两种典型表现，即墨迹样或炊烟样荧光渗漏，患者往往表现为其中一种（图4.4）。表现为炊烟样荧光渗漏的患者较少见，占急性CSC患者的10%～15%

（Bujarborua et al.，2010）。色素上皮脱离在荧光素血管造影上表现为视网膜色素上皮下腔隙的荧光积存。慢性CSC因视网膜色素上皮的萎缩而表现为窗样缺损。在不典型的CSC患者中，荧光素血管造影可检出多个渗漏（图4.5）。

对于CSC，吲哚菁绿血管造影既可为脉络膜随着疾病进展而改变提供依据，也能为鉴别复杂慢性病例中所伴发的脉络膜新生血管提供重要依据。CSC的吲哚菁绿血管造影早期典型表现为脉络膜血管异常扩张，中、晚期则通常表现为脉络膜血管的高通透（Spaide et al.，1996）（图4.6）。吲哚菁绿血管造影早期主要表现为脉络膜毛细血管和视网膜的动脉充盈迟缓，中、晚期则表现为持续性片状弱荧光。这可能是导致脉络膜静脉扩张淤血的机制之一（Prunte & Flammer，1996；Kitaya et al.，2003）。一半以上的无症状对侧眼，在吲哚菁绿血管造影上也可见到与患眼相似的脉络膜改变（Iida et al.，1999）。

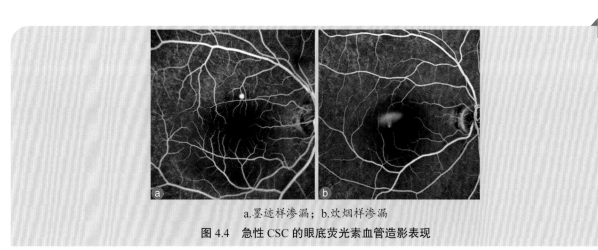

a.墨迹样渗漏；b.炊烟样渗漏
图4.4 急性CSC的眼底荧光素血管造影表现

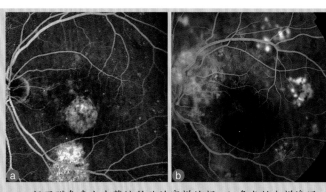

a.视网膜色素上皮萎缩所致的窗样缺损；b.多发针尖样渗漏

图4.5 慢性CSC的荧光素血管造影表现

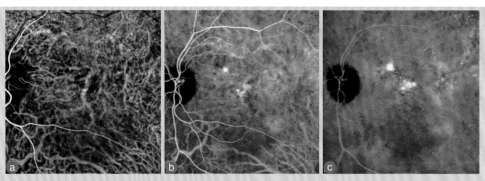

a.造影早期表现，可见脉络膜毛细血管与视网膜动脉充盈迟缓；b.造影中期表现，可见片状强荧光；c.造影晚期表现，可见中期的片状强荧光持续到晚期

图4.6 CSC的吲哚菁绿血管造影表现

在疾病急性期，由于神经视网膜下液体将视网膜色素上皮的自发荧光遮蔽，因此，神经视网膜在脱离区的眼底自发荧光常为弱荧光。此区域的自发荧光可恢复正常，也可进展为高自发荧光（Framme et al., 2005）。在拉长的光感受器外节积存或者光感受器外节的脱失，可以解释为什么随后眼底自发荧光会出现增强（Iacono et al., 2015; Matsumoto et al., 2011）。在慢性CSC中，可看到多个长椭圆形低自发荧光带状下行轨迹，

被细窄的高自发荧光带围绕（图4.7）。

4. 治疗

CSC的最佳治疗方法和干预时机目前尚无共识。鉴于本病良好的自然病程，观察可作为急性CSC的首选治疗。但是，如果出现以下指征则需要进行干预：黄斑下积液持续存在超过4~6个月，多次复发病史，视网膜色素上皮弥漫性萎缩及视力下降。另外，患者如有快速恢复视力需求，也应积极治疗（Nicholson et al., 2013）。

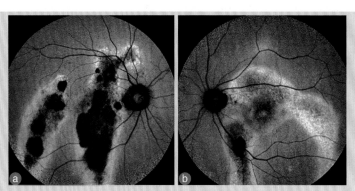

图4.7 a、b.慢性CSC的眼底自发荧光显示双眼因重力所致的弱荧光轨迹，左眼强荧光区域

（1）药物治疗：盐皮质激素受体拮抗剂

因为CSC和全身皮质激素水平升高之间的关系已经非常明确，因此部分研究已经将类固醇拮抗剂用于CSC的治疗。盐皮质激素拮抗剂（如螺内酯和依普利酮）因能降低类固醇水平已被用于CSC的治疗。尽管有多个回顾性研究和一些前瞻性研究已经证实盐皮质激素拮抗剂对CSC患者短期解剖结构及视力改善的作用（Daruich et al.，2016；Bousquet et al.，2015），但因为这些研究大多数为回顾性研究或非随机对照研究，且研究纳入的样本量小、随访时间短。因此，探讨盐皮质激素拮抗剂在CSC治疗中的有效性和安全性的随机对照试验亟待陆续开展。

（2）药物治疗：抗VEGF的药物

虽然眼部VEGF的增加和CSC无直接关系（Shin & Lim，2011），但基于抗VEGF治疗能降低脉络膜的高通透性，因此，抗VEGF治疗也被用于CSC的治疗。一些病例系列研究表明抗VEGF治疗对慢性和复发性病例均有效。然而，研究者在对急慢性CSC的对比研究进行荟萃分析后却发现抗VEGF治疗和单纯观察两种干预在患者视力和解剖结果改善方面并无显著差异（Ji et al.，2017；Chung et al.，2013）。

（3）经典激光光凝治疗

因为传统热激光对脉络膜淤血和高通透性无直接作用，因此传统热激光光凝治疗的主要目的是封闭视网膜色素上皮层渗漏点。Burumcek等多个研究对比了激光光凝和观察的效果，发现激光光凝并不影响患者最终视力和复发率（Burumcek et al.，1997）。此外，激光光凝还存在明显的不良反应，如永久性的暗点、视网膜色素上皮瘢痕扩大、继发性脉络膜新生血管（Robertson & Ilstrup，1983）。然而，激光光凝治疗对中央凹外散在的、孤立的渗漏点仍然有效。

（4）阈下激光治疗

阈下激光治疗中微秒或纳秒脉冲激光通过破坏黑色素小体从而选择性地对视网膜色素上皮细胞进行破坏，而光感受器和布鲁赫膜则不受损伤（Roider et al.，1993）。被激光破坏区域附近的视网膜色素上皮细胞通过延伸、迁移和增殖以修复损伤区域，这一过程被认为改善了细胞之间的紧密连接和视网膜色素上皮细胞的泵功能（Flaxel et al.，2007；Paulus et al.，2011），这在理论上降低了视网膜结构和功能损伤的风险，同时能获得传统激光的治疗效果。一些回顾性研究、前瞻性病例系列研究和小型随机临床试验已经证明了阈下激光对慢性和可疑急性CSC患者治疗的安全性和短期的有效性（Scholz et al.，2015；Kretz et al.，2015）。由于研究设计和光凝方案的巨大差异，我们需要开展前瞻性、随机对照研究来进一步证实阈下激光治疗的疗效和安全性。

（5）光动力疗法

光动力疗法被认为是通过对脉络膜血管进行重塑以达到减小脉络膜血管体积、减少通透性和渗漏的目的。最初，Yannuzzi和Battaglia Parodi在吲哚菁绿血管造影引导下，采用标准激光参数、标准维替泊芬剂量的光动力疗法对CSC患眼进行治疗，并发现这种治疗可有效改善CSC患者眼底解剖结构和功能（Yannuzzi et al.，2003；Battaglia Parodi et al.，2003）。然而，Chanet等发现部分病例在随访中出现了视网膜色素上皮萎缩、脉络膜毛细血管层缺血和继发性脉络膜新生血管等并发症（Chanet et al.，2003）。为了达到提高光动力疗法疗效的同时使其不良反应最小化的目的，研究者对上述标准治疗策略进行了一些修改，这些修改包括改变给药途径、减少激光照射时间、减少影响因素和减少维替泊芬剂量。维替泊芬剂量减半（3.0 mg/m^2）和光动力疗法激光能量减半（25 J/cm^2）均能减少视网膜下积液、提高视力。这些更加安全的光动力疗法方案可显著减少常规光动力疗法对正常脉络膜的缺氧损伤（Reibaldi et al.，2010；Shin et al.，2011）。一些荟萃分析发现相对于激光光凝和抗VEGF治疗，光动力疗法在视网膜下积液吸收方面更具优势（Ma et al.，2014；Lu et al.，2016）。Bae等开展的另一项比较半量光动力疗法和玻璃体内注射抗VEGF类药物治疗慢性CSC的随机对照研究显示半量光动力疗法的疗效优于抗VEGF治疗（Bae et al.，2014）。因此，根据迄今为止的临床证据，光动力疗法是急慢性CSC治疗方法中最佳治疗方法。

二、脉络膜肥厚性眼病

2013年，Warrow等首先将脉络膜肥厚性眼病一词用于描述具有类似CSC患者脉络膜表现的视网膜色素上皮病变（Warrow et al.，2013）。最初该疾病被认为是反映脉络膜淤血及通透性增加，因为该病在OCT上表现为脉络膜厚度增加。然而，关于如何界定脉络膜厚度，眼科专家目前尚未达成共识。中央凹下脉络膜厚度受生理和眼部因素如年龄、性别、眼轴长度的影响，其标准值目前尚未确定（Barteselli et al.，2012）。此外，当脉络膜基质减少所致的脉络膜体积减小与当脉络膜血管扩张所致的脉络膜体积增加相当时，厚度正常的脉络膜也可被定义为脉络膜肥厚。事实上，为强调额外的定性特征，进一步的研究将最初的描述进行了扩大。这些特征包括弥漫性或局灶性脉络膜增厚，是由该类患者病灶区域的Haller's静脉病理性扩张（称为"血管肥厚"）所致（Lee et al.，2016a，b；Balaratnasingam et al.，2016）。部分脉络膜毛细血管层和Sattler层因肥厚型血管的压迫而变薄，血管肥厚和布鲁赫膜-视网膜色素上皮复合体的接近可能导致病理性肥厚型脉络膜形成。目前，定义脉络膜肥厚不仅需要考虑脉络膜厚度是否在解剖学上增加，还需要考虑脉络膜的结构和功能是否发生改变。

1. 脉络膜肥厚性色素上皮病变

2013年，Warrow等首次将脉络膜肥厚性色素上皮病变作为独立疾病进行报道。该疾病的主要特点为脉络膜增厚区域的视网膜色素上皮异常及色素改变（Warrow et al.，2013）。这些患者在检眼镜下表现为后极部网膜色泽下降，在吲哚菁绿血管造影上呈脉络膜高通透性改变，在EDI-OCT上表现为中央凹下脉络膜增厚、脉络膜外层血管（Haller's层血管）扩张。OCT的改变在视网膜色素上皮异常部位异常明显（图4.8）。在视网膜色素上皮紊乱部位眼底自发荧光也会出现异常表现。虽然这些特征与CSC的表现相似，但是这些患者并无视网膜下积液及有过视网膜下积液的迹象。因此，脉络膜肥厚性色素上皮病变被视为CSC的前兆或不完全型病变。由于患者无明显视

网膜下积液，因此，无论单独的脉络膜高通透、单独的脉络膜增厚或二者的结合均可能是色素上皮病变的原因。

2. 脉络膜肥厚性新生血管病变

2015年，Pang和Freund将"脉络膜肥厚性新生血管病变"一词用于描述一种特殊类型的1型脉络膜新生血管。这种特殊类型的1型脉络膜新生血管患者无玻璃膜疣等AMD的特征，却存在脉络膜增厚、脉络膜Haller's层血管扩张，或既存在脉络膜增厚又存在脉络膜Haller's层血管扩张（图4.9）。脉络膜肥厚性新生血管病变可能的发病机制是扩张的Haller's层血管对其对应的视网膜色素上皮-布鲁赫膜-脉络膜毛细血管的复合体造成机械压迫和（或）缺血损伤，进而导致血管生成因子的表达增加。它既可在迁延不愈的CSC患者中发生，也可在从未因CSC所致的神经视网膜脱离的患者中发生（Fung et al.，2012）。研究者们推测脉络膜肥厚性新生血管性病变也与息肉样脉络膜血管病变相关，部分脉络膜肥厚性新生血管最终会出现息肉样病灶。最终，眼科专家将脉络膜肥厚性色素上皮病变、CSC、脉络膜肥厚性新生血管病变和息肉样脉络膜血管病变归为统一疾病谱，并将该疾病谱称为脉络膜肥厚疾病。目前，尚无新生血管性AMD与脉络膜肥厚性新生血管性病变同时发生的报道，但是Wong等之前的报道认为脉络膜肥厚性新生血管性病变是亚洲人群渗出性AMD的一个重要组成部分（Wong et al.，2016）。Hage等的研究发现OCTA对于慢性CSC患者，伴发不规则色素上皮脱离的脉络膜新生血管复合体的检出非常有用，特别是那些荧光素血管造影、吲哚菁绿血管造影和OCT均无法有效检出的病例（Hage et al.，2015）。对于脉络膜肥厚性新生血管性病变，抗VEGF治疗效果尚不完全清楚。由于相对雷珠单抗，阿柏西普能更有效地使脉络膜高通透性所致的渗出消退（Hata et al.，2014；Koizumi et al.，2015），因而阿柏西普在脉络膜肥厚性新生血管性病变的治疗中占据优势。对于难治性病例（对多次抗VEGF治疗无效的病例），辅助性光动力疗法不仅能有效消除渗出，还能稳定甚至提高患眼视力（Lee et al.，2016）。

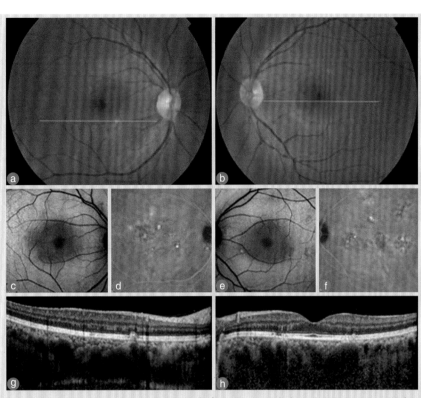

a.眼底彩色照相显示双眼黄斑区不伴玻璃膜疣的视网膜色素改变；b.眼底自发荧光显示双眼后极部强、弱荧光改变；c、d.中、晚期吲哚菁绿血管造影显示脉络膜高通透性；e、f.增强深度OCT显示右眼底的鼻下到中央凹的视网膜色素上皮的凸起；g.左眼颞侧椭圆体带断裂和色素上皮层浅脱离；h.视网膜色素上皮改变下脉络膜血管扩张导致的脉络膜增厚也很容易观察到

图4.8 脉络膜肥厚性色素上皮病变的多模态影像

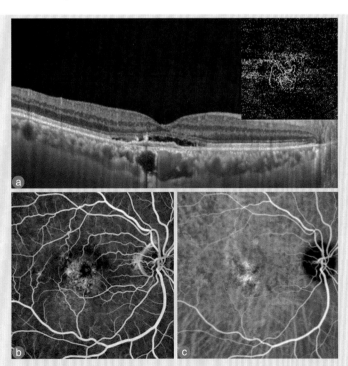

a~c.SS-OCT和SS-OCTA显示扩张的Haller's血管上方的1型脉络膜新生血管。荧光素血管造影显示隐匿型脉络膜新生血管的弥漫荧光渗漏，吲哚菁绿血管造影显示早、中期的无息肉样病灶的斑块状强荧光

图4.9 脉络膜肥厚性新生血管病变的多模态影像

3. 视盘周围脉络膜肥厚综合征

2018年Phasukkijwatana等建议将"视盘周围脉络膜肥厚综合征"（peripapillary pachychoroid syndrome，PPS）一词用于描述以下情况：该疾病患者视盘周围脉络膜增厚、从视盘颞侧至黄斑鼻上区域存在视网膜内和（或）视网膜下积液（Phasukkijwatana et al.，2018）。黄斑鼻侧的脉络膜往往比黄斑颞侧的厚，脉络膜大血管的扩张在鼻侧比颞侧更明显（图4.10）。在视盘鼻侧也可见到视网膜内和（或）视网膜下积液。虽然荧光素血管造影通常荧光渗漏轻微或无渗漏，在一些病例的造影晚期可见到视盘荧光素渗漏。OCT上常可见到Haller's血管的扩张和脉络膜的高通透，PPS患者眼底表现与CSC相似，也可见到浆液性色素上皮脱离和视网膜下积液随重力移动所遗留的色素萎缩带。为什么脉络膜淤血常发生于视盘周围的脉络膜及视网膜下积液从视盘周围向外扩的机制均尚不清楚。获得性筛板缺损和断裂已经在某些PPS患眼中被检出并被认为是视网膜内积液和视网膜下积液的潜在来源（Lee et al.，2016a，b）。另外，视盘周围的视网膜色素上皮和外界膜的萎缩带也可能是积液由肥厚的脉络膜进入视网膜的通道（Pautler & Browning，2015）。

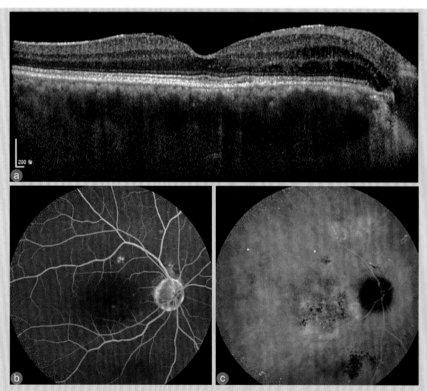

a~c.深度增强OCT显示从视盘颞侧边缘延伸至黄斑鼻侧的视网膜内液，在该病变区域内可见视网膜色素上皮、椭圆体带和外界膜呈萎缩性改变。荧光素血管造影显示视盘周围无渗漏的强荧光环，吲哚菁绿血管造影显示在视盘黄斑区域的脉络膜呈高通透性

图4.10　视盘周围脉络膜肥厚综合征的多模态影像

参考文献
（遵从原版图书著录格式）

[1] Artunay O, Yuzbasioglu E, Rasier R, et al. Intravitreal bevacizumab in treatment of idiopathic persistent central serous chorioretinopathy: a prospective, controlled clinical study. Curr Eye Res. 2010;35:91–8.

[2] Bae SH, Heo J, Kim C, et al. Low-fluence photodynamic therapy versus ranibizumab for chronic central serous chorioretinopathy: one-year results of a randomized trial. Ophthalmology. 2014;121:558–65.

[3] Balaratnasingam C, Lee WK, Koizumi H, et al. Polypoidal choroidal vasculopathy: a distinct disease or manifestation of many? Retina. 2016;36:1–8.

[4] Barteselli G, Chhablani J, El-Emam S, et al. Choroidal volume variations with age, axial length, and sex in healthy subjects: a three-dimensional analysis. Ophthalmology. 2012;119:2572–8.

[5] Bastl CP. Regulation of cation transport by low doses of glucocorticoids in in vivo adrenalectomized rat colon. J Clin Invest. 1987;80:348–56.

[6] Battaglia Parodi M, Da Pozzo S, Ravalico G. Photodynamic therapy in chronic central serous chorioretinopathy. Retina. 2003;23:235–7.

[7] Bousquet E, Beydoun T, Rothschild PR, et al. Spironolactone for nonresolving central serous chorioretinopathy: a randomized controlled crossover study. Retina. 2015;35:2505–15.

[8] Bujarborua D, Nagpal PN, Deka M. Smokestack leak in central serous chorioretinopathy. Graefes Arch Clin Exp Ophthalmol. 2010;248:339–51.

[9] Burumcek E, Mudun A, Karacorlu S, Arslan MO. Laser photocoagulation for persistent central serous retinopathy: results of long-term follow-up. Ophthalmology. 1997;104:616–22.

[10] Carvalho-Recchia CA, Yannuzzi LA, Negrao S, et al. Corticosteroids and central serous chorioretinopathy. Ophthalmology. 2002;109:1834–7.

[11] Chan WM, Lam DS, Lai TY, et al. Choroidal vascular remodelling in central serous chorioretinopathy after indocyanine green guided photodynamic therapy with verteporfin: a novel treatment at the primary disease level. Br J Ophthalmol. 2003;87:1453–8.

[12] Chung YR, Seo EJ, Lew HM, Lee KH. Lack of positive effect of intravitreal bevacizumab in central serous chorioretinopathy: meta-analysis and review. Eye (Lond). 2013;27:1339–46.

[13] Daruich A, Matet A, Dirani A, et al. Oral mineralocorticoid-receptor antagonists: real-life experience in clinical subtypes of nonresolving central serous chorioretinopathy with chronic epitheliopathy. Transl Vis Sci Technol. 2016;5:2.

[14] Flaxel C, Bradle J, Acott T, Samples JR. Retinal pigment epithelium produces matrix metalloproteinases after laser treatment. Retina. 2007;27:629–34.

[15] Framme C, Walter A, Gabler B, et al. Fundus autofluorescence in acute and chronic-recurrent central serous chorioretinopathy. Acta Ophthalmol Scand. 2005;83:161–7.

[16] Fung AT, Yannuzzi LA, Freund KB. Type 1 (sub-retinal pigment epithelial) neovascularization in central serous chorioretinopathy masquerading as neovascular age-related macular degeneration. Retina. 2012;32:1829–37.

[17] Gass JD, Little H. Bilateral bullous exudative retinal detachment complicating idiopathic central serous chorioretinopathy during systemic corticosteroid therapy. Ophthalmology. 1995;102:737–47.

[18] Gilbert CM, Owens SL, Smith PD, Fine SL. Long-term follow-up of central serous chorioretinopathy. Br J Ophthalmol. 1984;68:815–20.

[19] Guyer DR, Yannuzzi LA, Slakter JS, et al. Digital indocyanine green videoangiography of central serous chorioretinopathy. Arch Ophthalmol. 1994;112:1057–62.

[20] Hage R, Mrejen S, Krivosic V, et al. Flat irregular retinal pigment epithelium detachments in chronic central serous chorioretinopathy and choroidal neovascularization. Am J Ophthalmol.

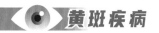

2015;159:890–903.

[21] Hata M, Oishi A, Tsujikawa A, et al. Efficacy of intravitreal injection of aflibercept in neovascular age-related macular degeneration with or without choroidal vascular hyperpermeability. Invest Ophthalmol Vis Sci. 2014;55:7874–80.

[22] Iacono P, Battaglia PM, Papayannis A, et al. Acute central serous chorioretinopathy: a correlation study between fundus autofluorescence and spectral-domain OCT. Graefes Arch Clin Exp Ophthalmol. 2015;253: 1889–97.

[23] Iida T, Kishi S, Hagimura N, Shimizu K. Persistent and bilateral choroidal vascular abnormalities in central serous chorioretinopathy. Retina. 1999;19:508–12.

[24] Ji S, Wei Y, Chen J, Tang S. Clinical efficacy of anti-VEGF medications for central serous chorioretinopathy: a meta-analysis. Int J Clin Pharm. 2017;39:514–21.

[25] Jirarattanasopa P, Ooto S, Tsujikawa A, et al. Assessment of macular choroidal thickness by optical coherence tomography and angiographic changes in central serous chorioretinopathy. Ophthalmology. 2012;119:1666–78.

[26] Kitaya N, Nagaoka T, Hikichi T, et al. Features of abnormal choroidal circulation in central serous chorioretinopathy. Br J Ophthalmol. 2003;87:709–12.

[27] Kitzmann AS, Pulido JS, Diehl NN, et al. The incidence of central serous chorioretinopathy in Olmsted County, Minnesota, 1980-2002. Ophthalmology. 2008;115:169–73.

[28] Koizumi H, Kano M, Yamamoto A, et al. Short-term changes in choroidal thickness after aflibercept therapy for neovascular age-related macular degeneration. Am J Ophthalmol. 2015;159:627–33.

[29] Kretz FT, Beger I, Koch F, et al. Randomized clinical trial to compare micropulse photocoagulation versus half-dose verteporfin photodynamic therapy in the treatment of central serous chorioretinopathy. Ophthalmic Surg Lasers Imaging Retina. 2015;46:837–43.

[30] Kuroda S, Ikuno Y, Yasuno Y, et al. Choroidal thickness in central serous chorioretinopathy.

Retina. 2013;33:302–8.

[31] Lee JH, Lee WK. One-year results of adjunctive photodynamic therapy for type 1 neovascularization associated with thickened choroid. Retina. 2016;36:889–95.

[32] Lee WK, Baek J, Dansingani KK, et al. Choroidal morphology in eyes with polypoidal choroidal vasculopathy and normal or subnormal subfoveal choroidal thickness. Retina. 2016a;36(Suppl 1): S73–s82.

[33] Lee JH, Park HY, Baek J, Lee WK. Alterations of the lamina cribrosa are associated with peripapillary retinoschisis in glaucoma and pachychoroid spectrum disease. Ophthalmology. 2016b;123: 2066–76.

[34] Liew G, Quin G, Gillies M, Fraser-Bell S. Central serous chorioretinopathy: a review of epidemiology and pathophysiology. Clin Exp Ophthalmol. 2013;41:201–14.

[35] Lu HQ, Wang EQ, Zhang T, Chen YX. Photodynamic therapy and anti-vascular endothelial growth factor for acute central serous chorioretinopathy: a systematic review and meta-analysis. Eye (Lond). 2016;30: 15–22.

[36] Ma J, Meng N, Xu X, et al. System review and meta-analysis on photodynamic therapy in central serous chorioretinopathy. Acta Ophthalmol. 2014;92:e594–601.

[37] Maruko I, Iida T, Sugano Y, et al. Subfoveal choroidal thickness in fellow eyes of patients with central serous chorioretinopathy. Retina. 2011;31:1603–8.

[38] Matsumoto H, Kishi S, Otani T, Sato T. Elongation of photoreceptor outer segment in central serous chorioretinopathy. Am J Ophthalmol. 2008;145:162–8.

[39] Matsumoto H, Kishi S, Sato T, Mukai R. Fundus autofluorescence of elongated photoreceptor outer segments in central serous chorioretinopathy. Am J Ophthalmol. 2011;151:617–23.

[40] Nicholson B, Noble J, Forooghian F, Meyerle C. Central serous chorioretinopathy: update on pathophysiology and treatment. Surv

Ophthalmol. 2013;58:103–26.

[41] Pang CE, Freund KB. Pachychoroid neovasculopathy. Retina. 2015;35:1–9.

[42] Paulus YM, Jain A, Nomoto H, et al. Selective retinal therapy with microsecond exposures using a continuous line scanning laser. Retina. 2011;31:380–8.

[43] Pautler SE, Browning DJ. Isolated posterior uveal effusion: expanding the spectrum of the uveal effusion syndrome. Clin Ophthalmol. 2015;9:3–49.

[44] Phasukkijwatana N, Freund KB, Dolz-Marco R, et al. Peripapillary pachychoroid syndrome. Retina. 2018;38:1652–67.

[45] Pitcher JD 3rd, Witkin AJ, DeCroos FC, Ho AC. A prospective pilot study of intravitreal aflibercept for the treatment of chronic central serous chorioretinopathy: the CONTAIN study. Br J Ophthalmol. 2015;99:848–52.

[46] Prunte C, Flammer J. Choroidal capillary and venous congestion in central serous chorioretinopathy. Am J Ophthalmol. 1996;121:26–34.

[47] Reibaldi M, Cardascia N, Longo A, et al. Standard-fluence versus low-fluence photodynamic therapy in chronic central serous chorioretinopathy: a nonrandomized clinical trial. Am J Ophthalmol. 2010;149:307–15.

[48] Robertson DM, Ilstrup D. Direct, indirect, and sham laser photocoagulation in the management of central serous chorioretinopathy. Am J Ophthalmol. 1983;95:457–66.

[49] Roider J, Hillenkamp F, Flotte T, Birngruber R. Microphotocoagulation: selective effects of repetitive short laser pulses. Proc Natl Acad Sci U S A. 1993;90:8643–7.

[50] Sandle GI, McGlone F. Acute effects of dexamethasone on cation transport in colonic epithelium. Gut. 1987;28:701–6.

[51] Scholz P, Ersoy L, Boon CJ, Fauser S. Subthreshold micropulse laser (577 nm) treatment in chronic central serous chorioretinopathy. Ophthalmologica. 2015;234:189–94.

[52] Shin MC, Lim JW. Concentration of cytokines in the aqueous humor of patients with central serous chorioretinopathy. Retina. 2011;31:1937–43.

[53] Shin JY, Woo SJ, Yu HG, Park KH. Comparison of efficacy and safety between half-fluence and full-fluence photodynamic therapy for chronic central serous chorioretinopathy. Retina. 2011;31:119–26.

[54] Smith TJ. Dexamethasone regulation of glycosaminoglycan synthesis in cultured human skin fibroblasts. Similar effects of glucocorticoid and thyroid hormones. J Clin Invest. 1984;74:2157–63.

[55] Spaide RF, Hall L, Haas A, et al. Indocyanine green videoangiography of older patients with central serous chorioretinopathy. Retina. 1996;16:203–13.

[56] Spitznas M. Pathogenesis of central serous retinopathy: a new working hypothesis. Graefes Arch Clin Exp Ophthalmol. 1986;224:321–4.

[57] Tittl MK, Spaide RF, Wong D, et al. Systemic findings associated with central serous chorioretinopathy. Am J Ophthalmol. 1999;128:63–8.

[58] Tittl M, Maar N, Polska E, et al. Choroidal hemodynamic changes during isometric exercise in patients with inactive central serous chorioretinopathy. Invest Ophthalmol Vis Sci. 2005;46:4717–21.

[59] Warrow DJ, Hoang QV, Freund KB. Pachychoroid pigment epitheliopathy. Retina. 2013;33:1659–72.

[60] Wong CW, Yanagi Y, Lee WK, et al. Age-related macular degeneration and polypoidal choroidal vasculopathy in Asians. Prog Retin Eye Res. 2016;53:107–39.

[61] Yang L, Jonas JB, Wei W. Optical coherence tomography-assisted enhanced depth imaging of central serous chorioretinopathy. Invest Ophthalmol Vis Sci. 2013;54:4659–65.

[62] Yannuzzi LA. Type-A behavior and central serous chorioretinopathy. Retina. 1987;7:11–131.

[63] Yannuzzi LA, Shakin JL, Fisher YL, Altomonte MA. Peripheral retinal detachments and retinal pigment epithelial atrophic tracts secondary to central serous pigment epitheliopathy.

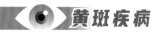

Ophthalmology. 1984;91:1554–72.

[64] Yannuzzi LA, Slakter JS, Gross NE, et al. Indocyanine green angiography-guided photodynamic therapy for treatment of chronic central serous chorioretinopathy: a pilot study. Retina. 2003;23:288–98.

第 5 章

病理性近视相关的
近视性黄斑病变

Kyoko Ohno-Matsui

译者：戴方方，董道权

审校：董道权

缩　写			
BCVA	最佳矫正视力	MTM	近视牵引性黄斑病变
BM	布鲁赫膜	OCT	光学相干断层扫描
CNV	脉络膜新生血管	PDCA	视盘旁弥漫性脉络膜萎缩
HM	高度近视	PM	病理性近视
Meta-PM	病理性近视荟萃分析		

一、简介

病理性近视（pathologic myopia，PM）的各种并发症是最佳矫正视力（best-corrected visual acuity，BCVA）丧失的一个主要原因，特别是在东亚地区（Asakuma et al.，2012；Xu et al.，2006；Liang et al.，2008；Chang et al.，2013；Morgan et al.，2012；Wong & Saw，2016）。由于其特殊的并发症，裸眼视力和最佳矫正视力下降是病理性近视的主要特征。病理性近视的并发症主要累及黄斑和视神经区域。眼球变形（包括后巩膜葡萄肿）可能会加重这些病理的变化。

二、病理性近视的定义

在各项研究中"病理性近视"的定义尚未标准化；另一术语"高度近视"同样在使用。然而，"高度近视"指的是近视度数高，通常并不存在导致最佳矫正视力下降的各种并发症。

眼球过度拉伸和后巩膜葡萄肿被认为是病理性近视后极部眼底病变发展的重要因素（Curtin，1977；Steidl & Pruett，1997；Spaide，2014；Moriyama et al.，2011；Ohno-Matsui et al.，2012）。然而，仅屈光不正或眼轴轴长往往不能充分体现出"病理性近视"。作为病理性近视标志性损害的后巩膜葡萄肿其实也可发生在非高度近视眼（Curtin & Karlin，1970；Wang et al.，2016）。最近，一个国际近视研究小组回顾分析了既往发表的研究和分类，提出了一个统一、简化的病理性近视分级系统，以供未来的研究使用

（Ohno-Matsui et al.，2015a，b）。在该病理性近视荟萃分析研究分类中，病理性近视被定义为患眼的脉络膜视网膜萎缩程度等同或更甚于弥漫性萎缩者或存在后巩膜葡萄肿者（Ohno-Matsui et al.，2016a，b；Ohno-Matsui，2017）。

三、病理性近视的并发症

近视性黄斑病变

1970年，Curtin和Karlin首次提出了近视性黄斑病变的定义，包括脉络膜视网膜萎缩、中心性色素斑、漆裂纹、后巩膜葡萄肿和视盘改变的特征（Curtin & Karlin，1970）。后来，Tokoro将近视性黄斑病变的分类更新为4种：①豹纹状眼底；②弥漫性脉络膜视网膜萎缩；③斑片状脉络膜视网膜萎缩；④黄斑出血（Tokoro，1998）。

最近，一个国际近视研究小组回顾分析了既往发表的研究和分类文献，提出了一个简化、统一的病理性近视的分级系统，以供将来的研究使用（Ohno-Matsui et al.，2015a，b）。在这个简化系统（荟萃分析分级；表5.1）中，近视性黄斑病变分为5种，即"无近视性视网膜病变"（0级）、"单纯豹纹状眼底"（1级）、"弥漫性脉络膜视网膜萎缩"（2级；图5.1a）、"斑片状脉络膜视网膜萎缩"（3级；图5.1b），以及"黄斑萎缩"（4级）。漆裂纹（图5.1c）、近视性脉络膜新生血管（图5.1d）和福克斯斑则是以附加病变的形式出现。专门定义这些附加病变的原因是因为它们与中心视力丧失密切相关，但又不属于任何特定分级，它们可能由上述任何一种近视性黄斑病变发展而来或只是与其共存。根据这一新分类，病理性近视被定义为近视性黄斑病变2级以上（含2级），或存在附加病变，抑或是有后葡萄肿（Ohno Matsui et al.，2016a，b；Verkicharla et al.，2015）。

近期，我们基于更长的随访研究（>10年），提出了新的荟萃分析分类。长期随访数据显示，从3级到4级的进展并不常见，大多数黄斑萎缩（4级）与近视性脉络膜新生血管有关。此外，福克

斯斑是近视性脉络膜新生血管产生的色素性瘢痕。并非所有近视性脉络膜新生血管的瘢痕都伴有色素沉着，因此不单独把福克斯斑列出，而将近视性脉络膜新生血管描述为处于活动期和瘢痕期更合适。最后，考虑到从2级到4级的病变为病理性近视所特有，轻度近视亦可见1级病变，而0级就是指正常眼底，新分类只包括了病理性近视特有的病变（2级、3级、4级、漆裂纹和近视性脉络膜新生血管），最好将它们命名为"病理性近视黄斑病变"。

表 5.1　荟萃分析研究中近视性黄斑病变的分级

荟萃分析分级	近视性视网膜改变	眼底表现
0级	无近视性视网膜改变	
1级	豹纹状眼底	中央凹和血管弓附近可清楚地见到脉络膜血管
2级	弥漫性脉络膜视网膜萎缩	后极部黄白色改变，范围可大可小
3级	斑片状脉络膜视网膜萎缩	边界清晰，呈灰白色改变，大小约为一个或数个脉络膜小叶
4级	黄斑萎缩	在退化性纤维血管膜周围，边界清晰的圆形脉络膜视网膜萎缩灶，呈灰白色或白色，范围随时间扩大。黄斑萎缩一般以中央凹为中心，呈圆形
+Lc	漆裂纹	呈黄色粗线状
+近视性脉络膜新生血管	近视性脉络膜新生血管	活动性脉络膜新生血管应伴渗出或出血，可出现浆液性视网膜脱离
+Fs	福克斯斑	近视性脉络膜新生血管的干性纤维血管瘢痕性色素斑
-	后葡萄肿	后极部局限性巩膜外凸，其半径小于旁边的眼球壁曲率半径

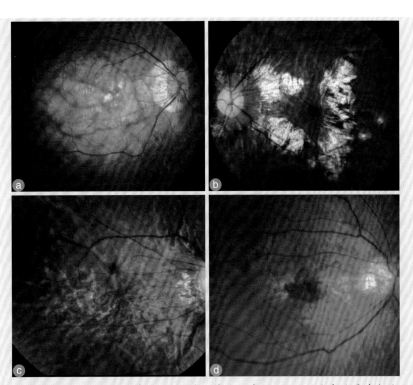

a.后极部眼底可见淡黄色边界模糊的弥漫性萎缩；b.斑片状萎缩，黄斑下方可见白色边界清晰的斑片状萎缩区；c.漆裂纹呈淡黄色线样病灶；d.近视性脉络膜新生血管，该例近视性脉络膜新生血管呈灰色纤维血管膜，脉络膜新生血管周围可见视网膜下出血

图 5.1　病理性近视黄斑病变

黄斑疾病

四、病理性近视黄斑病变的各个病变特征

1. 弥漫性萎缩

弥漫性脉络膜视网膜萎缩是高度近视眼底后极部边界不清的淡黄色病变（图5.1a）。其主要特征是脉络膜明显变薄（几乎缺如）。OCT显示弥漫性萎缩区脉络膜明显变薄（图5.2）。在大多数病例中，除了零星的脉络膜大血管外，脉络膜几乎全部消失。即使在大部分脉络膜消失的区域也存留外层视网膜和视网膜色素上皮，这可能解释了弥漫性萎缩的眼睛为何还残留一部分视力。弥漫性萎缩要比豹纹状眼底的脉络膜萎缩变薄程度更重，这种与周围组织（视网膜色素上皮、外层视网膜和巩膜）不相称的脉络膜变薄可能是弥漫性萎缩的关键征象。

最近，在一项针对近视儿童随访至少20年的回顾性研究中，Yokoi等报告83%的病理性近视成年人在儿童期有视盘旁弥漫性脉络膜萎缩（peripapillary diffuse choroidal atrophy，PDCA）（Yokoi et al.，2016）。OCT显示PDCA是视盘旁脉络膜的不连续和局灶性丢失（Yokoi et al.，2017）。

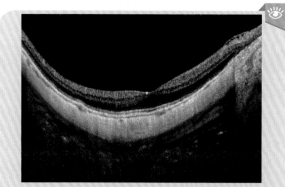

图5.2　OCT显示弥漫性萎缩中脉络膜极度薄变，视网膜和巩膜之间基本上看不到脉络膜

2. 斑片状萎缩

斑片状脉络膜视网膜萎缩是一种边界清晰的灰白色萎缩（图5.1b，图5.3）（Tokoro，1998）。由于缺乏视网膜色素上皮和大部分脉络膜，透过透明的视网膜组织可观察到白色巩膜。近期，采用最新的SS-OCT成像技术，

Ohno Matsui等指出斑片状萎缩不仅是一个脉络膜视网膜萎缩斑，对应的布鲁赫膜（bruch's membrane，BM）上还存在一个孔（图5.3）（Ohno Matsui et al.，2016a，b）。在无布鲁赫膜的斑片状萎缩区域，大部分脉络膜、视网膜色素上皮和外层视网膜消失，内层视网膜直接与巩膜相贴。这不同于多数弥漫性萎缩的眼睛中视网膜色素上皮和外层视网膜依然保留，尽管也不确定剩余的光感受器和视网膜色素上皮是否功能正常。

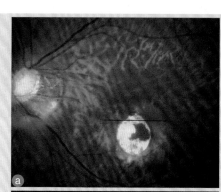
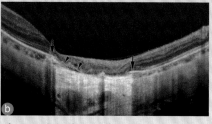

a.左眼底一斑片状萎缩，箭头为OCT上的扫描线；b.经过斑片状萎缩区的OCT水平扫描示视网膜色素上皮断端（箭头）。缺失视网膜色素上皮区光线穿透力增强。布鲁赫膜缺失区的边界可见锯齿状残存的布鲁赫膜（三角箭头）。这个区域的脉络膜几乎完全缺如，内层视网膜直接与巩膜相贴

图5.3　斑片状萎缩的布鲁赫膜缺失

（Reproduced with permission from Elsevier. License number is 4786210056925）

3. 漆裂纹

漆裂纹位于高度近视眼的后极部，呈细小不规则黄线状，常有分支或交叉（图5.1d）。Curtin和Karlin报告，在4.3%的高度近视眼中发现了漆裂纹（Curtin & Karlin，1970）。在组织学上，漆裂纹代表视网膜色素上皮-布鲁赫膜-脉络膜毛细血管复合体内愈合的机械性裂隙（Grossniklaus & Green，1992）。

高度近视患者在相对早年时（如30多岁）眼

底可发生漆裂纹。Tokoro报告称，小于20岁和老龄患者很少有漆裂纹，但40岁和60岁左右的患者常可见到较多的漆裂纹（Tokoro，1998）。漆裂纹的年龄频率分布在2个峰，即35～39岁和55～59岁。

在近视性黄斑病变的各种病变中，漆裂纹可能是一种独特的病变，因为它们似乎纯粹由眼球的机械膨胀引起，并且不受年龄增长的影响。在OCT上，漆裂纹处视网膜色素上皮不连续，深层组织光穿透性增强。最新的OCT血管造影技术可以清楚地显示脉络膜毛细血管的裂缝。

4. 近视性脉络膜新生血管与脉络膜新生血管相关的黄斑萎缩

病理性近视威胁视力的主要并发症就是近视性脉络膜新生血管（图5.1c），它是50岁以下人群脉络膜新生血管最常见病因，也是整个人群中脉络膜新生血管第二大常见病因（Cohen et al.，1996；Neelam et al.，2012）。近视性脉络膜新生血管病灶往往较小，因此约20%的脉络膜新生血管位于中央凹外（Yoshida et al.，2003），其中大多数病灶属于位于视网膜色素上皮上的2型脉络膜新生血管。未治疗与经过治疗的近视性脉络膜新生血管都会经历三个阶段：活动期、瘢痕期和萎缩期（也称为近视性脉络膜新生血管相关性黄斑萎缩）（图5.4）。

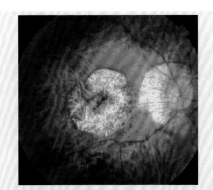

图5.4 近视性脉络膜新生血管相关性黄斑萎缩（黄斑中心可见一边界清晰的萎缩灶）

自从大约10年前在眼科引入抗VEGF药物来抗血管生成，玻璃体腔内抗VEGF疗法已成为近视性脉络膜新生血管的标准一线治疗方法（Ohno

Matsui et al.，2016a，b；Lai & Cheung，2016）。此外，两项大型多中心随机双盲临床对照试验已完成，以评估抗VEGF治疗近视性脉络膜新生血管的作用（Wolf et al.，2014；Ikuno et al.，2015）：RADIANCE研究（玻璃体腔内注射雷珠单抗）和MYRROR研究（玻璃体腔内注射阿柏西普）。这两项大型临床试验的结果很乐观，证实近视性脉络膜新生血管患者的视力得到了显著改善。

然而，目前尚不清楚抗VEGF治疗对晚期并发症脉络膜新生血管相关性黄斑萎缩（常发生于瘢痕化近视性脉络膜新生血管的周围）是否有效。近期，Ohno-matsui等使用SS-OCT进行了一项研究，发现脉络膜新生血管相关的黄斑萎缩也即脉络膜新生血管周围一个扩展的布鲁赫膜层的圆形萎缩孔（Ohno-matsui et al.，2015a，b）。为改善抗VEGF治疗近视性脉络膜新生血管的远期疗效，必须防止脉络膜新生血管周围布鲁赫膜圆孔的扩展。

五、近视牵引性黄斑病变（图5.5）

Takano和Kishi最先通过OCT在患有后葡萄肿的严重近视眼中观察到中央凹视网膜脱离和视网膜劈裂（Takano & Kishi，1999）。Panozzo和Mercanti提出了"近视牵引性黄斑病变"一词，用以指代OCT上观察到的各种高度近视牵引性改变（Panozzo & Mercanti，2004）。OCT是诊断近视牵引性黄斑病变不可或缺的工具，它允许在活体内观察黄斑形态，如劈裂样内层视网膜积液、劈裂样外层视网膜积液、中央凹脱离、板层或全层黄斑裂孔和（或）黄斑脱离。

鉴于近视牵引性黄斑病变可能的发病机制，玻璃体切割术是最常用来解除所有视网膜牵引（由玻璃体后皮质和视网膜前膜产生）的方法。玻璃体切割术后黄斑裂孔形成是一种导致视力恢复不良的严重并发症，目前保留中央小凹内界膜的技术已被用于减少该并发症的发生（Ho et al.，2012；Shimada et al.，2012）。

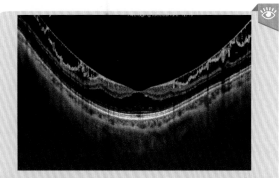

图 5.5　近视牵引性黄斑病变（OCT 显示内层及外层视网膜劈裂）

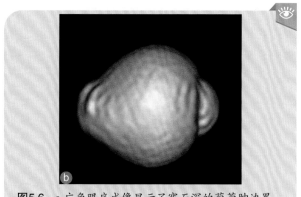

图5.6　a.广角眼底成像显示了宽而深的葡萄肿边界；b.3D MRI成像显示了眼球后部明显凸出（鼻侧观）

六、后葡萄肿

后葡萄肿是病理性近视代表性的眼球畸变，指眼球后段局限性向外隆起（Spaide，2014）。后葡萄肿不属于病理性近视黄斑病变，但可引发黄斑和视神经病变。早期研究表明葡萄肿的存在与视力下降、近视性黄斑并发症进行性发展及视神经损伤显著相关。巩膜能够保护中枢神经组织（如神经视网膜和视神经）免受机械损伤。因此，由后葡萄肿引发的眼球畸形可能给视网膜和视神经带来机械损伤是合乎情理的。

依靠检眼镜观察和眼底绘图，Curtin首次将病理性近视眼的后葡萄肿分为10种不同类型（Curtin，1977）。Ⅰ型至Ⅴ型是原发葡萄肿，Ⅵ型至Ⅹ型是联合葡萄肿。最近，新成像模式使获取全眼球图像成为可能，如3D MRI（Moriyama et al.，2011，2012；Ohno Matsui，2014），又如Optos的超广角眼底成像。通过联合应用3D MRI和Optos，Ohno Matsui（图5.6）调查了后葡萄肿的患病率和类型（Ohno Matsui，2014）。眼科影像学的这些进展使对后葡萄肿进行客观定量评估成为可能。

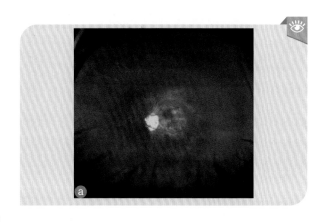

参考文献
（遵从原版图书著录格式）

[1] Asakuma T, Yasuda M, Ninomiya T, et al. Prevalence and risk factors for myopic retinopathy in a Japanese population: the Hisayama Study. Ophthalmology. 2012;119: 1760–5.

[2] Chang L, Pan CW, Ohno-Matsui K, et al. Myopia-related fundus changes in Singapore adults with high myopia. Am J Ophthalmol. 2013;155:991–9.

[3] Cohen SY, Laroche A, Leguen Y, et al. Etiology of choroidal neovascularization in young patients. Ophthalmology. 1996;103:1241–4.

[4] Curtin BJ. The posterior staphyloma of pathologic myopia. Trans Am Ophthalmol Soc. 1977;75:67–86.

[5] Curtin BJ, Karlin DB. Axial length measurements and fundus changes of the myopic eye. I. The posterior fundus. Trans Am Ophthalmol Soc. 1970;68:312–34.

[6] Grossniklaus HE, Green WR. Pathologic findings in pathologic myopia. Retina. 1992;12:127–33.

[7] Ho TC, Chen MS, Huang JS, et al. Foveola nonpeeling technique in internal limiting membrane peeling of myopic foveoschisis surgery. Retina. 2012;32(3):631–4.

[8] Ikuno Y, Ohno-Matsui K, Wong TY, et al. Intravitreal aflibercept injection in patients with myopic choroidal neovascularization: the MYRROR Study. Ophthalmology.

2015;122:1220–7.

[9] Lai TY, Cheung CM. Myopic choroidal neovascularization: diagnosis and treatment. Retina. 2016;36:1614–21.

[10] Liang YB, Friedman DS, Wong TY, et al. Prevalence and causes of low vision and blindness in a rural Chinese adult population: the Handan Eye Study. Ophthalmology. 2008;115:1965–72.

[11] Morgan IG, Ohno-Matsui K, Saw SM. Myopia. Lancet. 2012;379:1739–48.

[12] Moriyama M, Ohno-Matsui K, Hayashi K, et al. Topographical analyses of shape of eyes with pathologic myopia by high-resolution three dimensional magnetic resonance imaging. Ophthalmology. 2011;118:1626–37.

[13] Moriyama M, Ohno-Matsui K, Modegi T, et al. Quantitative analyses of high-resolution 3D MR images of highly myopic eyes to determine their shapes. Invest Ophthalmol Vis Sci. 2012;53:4510–8.

[14] Neelam K, Cheung CM, Ohno-Matsui K, et al. Choroidal neovascularization in pathological myopia. Prog Retin Eye Res. 2012;31:495–525.

[15] Ohno-Matsui K. Proposed classification of posterior staphylomas based on analyses of eye shape by three-dimensional magnetic resonance imaging and wide-field fundus imaging. Ophthalmology. 2014;121:1798–809.

[16] Ohno-Matsui K. What is the fundamental nature of pathologic myopia? Retina. 2017;37:1043–8.

[17] Ohno-Matsui K, Akiba M, Modegi T, et al. Association between shape of sclera and myopic retinochoroidal lesions in patients with pathologic myopia. Invest Ophthalmol Vis Sci. 2012;53: 6046–61.

[18] Ohno-Matsui K, Jonas JB, Spaide RF. Macular Bruch's membrane holes in choroidal neovascularization-related myopic macular atrophy by swept-source optical coherence tomography. Am J Ophthalmol. 2015a;162:133–9.

[19] Ohno-Matsui K, Kawasaki R, Jonas JB, et al. International photographic classification and grading system for myopic maculopathy. Am J Ophthalmol. 2015b;159:877–83.e7.

[20] Ohno-Matsui K, Jonas JB, Spaide RF. Macular Bruch membrane holes in highly myopic patchy chorioretinal atrophy. Am J Ophthalmol. 2016a;166:22–8.

[21] Ohno-Matsui K, Lai TYY, Cheung CMG, Lai CC. Updates of pathologic myopia. Prog Retin Eye Res. 2016b;52:156–87.

[22] Panozzo G, Mercanti A. Optical coherence tomography findings in myopic traction maculopathy. Arch Ophthalmol. 2004;122: 1455–60.

[23] Shimada N, Sugamoto Y, Ogawa M, et al. Fovea-sparing internal limiting membrane peeling for myopic traction maculopathy. Am J Ophthalmol. 2012;154(4):693–701.

[24] Spaide RF. Staphyloma: part 1. In: Spaide R, Ohno-Matsui K, Yannuzzi L, editors. Pathologic myopia. New York: Springer; 2014.

[25] Steidl SM, Pruett RC. Macular complications associated with posterior staphyloma. Am J Ophthalmol. 1997;123:181–7.

[26] Takano M, Kishi S. Foveal retinoschisis and retinal detachment in severely myopic eyes with posterior staphyloma. Am J Ophthalmol. 1999;128:472–6.

[27] Tokoro T. Types of fundus changes in the posterior pole. In: Tokoro T, editor. Atlas of posterior fundus changes in pathologic myopia. 1st ed. Tokyo: Springer; 1998.

[28] Verkicharla PK, Ohno-Matsui K, Saw SM. Current and predicted demographics of high myopia and an update of its associated pathological changes. Ophthalmic Physiol Opt. 2015;35:465–75.

[29] Wang NK, Wu YM, Wang JP, et al. Clinical characteristics of posterior staphylomas in myopic eyes with axial length shorter than 26.5 mm. Am J Ophthalmol. 2016;162:180–90.

[30] Wolf S, Balciuniene VJ, Laganovska G, et al. RADIANCE: a randomized controlled study of ranibizumab in patients with choroidal neovascularization secondary to pathologic myopia. Ophthalmology. 2014;121:682–92.

[31] Wong YL, Saw SM. Epidemiology of pathologic myopia in Asia and worldwide. Asia

第
5
章

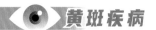

Pac J Ophthalmol (Phila). 2016;5:394–402.

[32] Xu L, Wang Y, Li Y, et al. Causes of blindness and visual impairment in urban and rural areas in Beijing: the Beijing Eye Study. Ophthalmology. 2006;113:1134.e1–11.

[33] Yokoi T, Jonas JB, Shimada N, et al. Peripapillary diffuse chorioretinal atrophy in children as a sign of eventual pathologic myopia in adults. Ophthalmology. 2016;123:1783–7.

[34] Yokoi T, Zhu D, Bi HS, et al. Parapapillary diffuse choroidal atrophy in children is associated with extreme thinning of parapapillary choroid. Invest Ophthalmol Vis Sci. 2017;58: 901–6.

[35] Yoshida T, Ohno-Matsui K, Yasuzumi K, et al. Myopic choroidal neovascularization: a 10-year follow-up. Ophthalmology. 2003;110: 1297–305.

第6章

眼底血管样条纹

Vikram S. Makhijani and Rachel M. Huckfeldt

译者：黄俊萍

审校：董道权

缩　写			
BM	布鲁赫膜	OCT	光学相干断层扫描
CNV	脉络膜新生血管	PDT	光动力疗法
FA	荧光素血管造影	PXE	弹性假黄瘤
FAF	眼底自发荧光	RPE	视网膜色素上皮
ICGA	吲哚菁绿血管造影	SD-OCT	频域光学相干断层扫描
NIR	近红外眼底照相		

一、简介

眼底血管样条纹，表现为从视盘延伸出来的锯齿状类似血管形态的不规则条纹，由 Doyne 于1889年首先描述，由 Knapp 根据其血管样外观于1892年命名（Clarkson & Altman，1982）。早在1916年，研究者就推断本病起源于布鲁赫膜，但这一推断在数十年之后才被组织病理学证实（Clarkson & Altman，1982）。眼底血管样条纹可以独立发生，也可以与一系列疾病过程有关，最常见的就是与弹性假黄瘤（pseudoxanthoma elasticum，PXE）相关。随着视网膜成像技术的进步，我们对该病的认识更加清晰，也使我们对脉络膜新生血管（眼底血管样条纹常见并发症）的治疗更加得心应手。

二、发病机制

血管样条纹症患者眼球标本的组织病理学研究表明，虽然患眼布鲁赫膜的弹力纤维广泛钙化和增厚，但与在临床上见到的放射状条纹对应的部位弹力纤维却存在明显缺损（Klien，1947；Verhoeff，1948；Clarkson & Altman，1982；Gibson et al.，1983；Jampol et al.，1987）。由于钙化相关的脆性，视网膜色素上皮变薄、视网膜色素上皮下组织的色素脱失及纤维血管通过布鲁赫膜破裂部位长入均与布鲁赫膜破裂相关（Klien，1947；Clarkson & Altman，1982）。血管样条纹的颜色在疾病早期主要与视网膜色素上皮色素沉着程度相关，但在疾病的晚期，其颜色主要与长入的纤维化斑块样组织相关。

三、与眼底血管样条纹相关的疾病

眼底血管样条纹与多种全身疾病相关，在这些疾病中，多种疾病会对机体的钙化作用或弹性纤维层的破裂产生影响。据估计，约50%的眼底血管样条纹患者患有全身疾病，这其中最常见的是 PXE（Shields et al.，1975；Clarkson & Altman，1982）。下面对最常见的眼底血管样条纹相关疾病进行了描述，但相关疾病除了下述的这几种，还包括埃勒斯-当洛斯综合征（Ehlers-Danlos syndrome）等多种疾病。

1. 弹性假黄瘤

PXE 是一种由 *ABCC6* 基因突变引起的累及多系统的常染色体隐性遗传病，其患病率为 1/25 000～1/10 000（Ringpfeil et al.，2000；Bergen et al.，2000；Boyd et al.，2000）。ATP 结合转运蛋白的功能障碍通过一些目前尚未完全清楚的机制（有可能是缺乏某些适当的抑制）导致了人体器官组织特别是皮肤、眼和脉管系统弹性纤维的异位钙化（Germain，2017）。PXE 的全身表现包括特征性的颈部和关节曲面部位的丘疹及中小动脉病变所致的相关疾病（Germain，2017）。中小动脉病变所致的心血管并发症包括周围动脉病变所致的上、下肢病变，如下肢间歇性跛行和较少见的动脉瘤、心绞痛、缺血性卒中和心肌梗死（Germain，2017）。

眼底血管样条纹是 PXE 最常见的眼部表现，但其视网膜相关的其他眼底表现也已经被详细描述。橘皮样损害灶是位于视网膜中周部的近乎融合的黄色斑点状病灶，被认为是布鲁赫膜钙化的过渡区（图6.1）（Issa et al.，2010）。橘皮样损害灶在 PXE 中虽然常见，但却并非 PXE 所特有。橘皮样损害灶可能是 PXE 最早的眼部表现（Gliem et al.，2013b）。彗星病灶是位于中周部视网膜的、伴有视网膜色素上皮萎缩所致的白色彗尾样小的结节样病灶，被认为是 PXE 的特征性眼部表现（Gass，2003）。图形样黄斑营养不良及卵黄样黄斑病变在 PXE 患者的眼底也能见到，它们均可伴有视网膜下积液。这种视网膜下积液与脉络膜新生血管不相关，因此对抗VEGF治疗无效（Agarwal，2005；Zweifel et al.，2011；Gliem et al.，2013b）。另外，PXE患者的眼底也可见到视盘玻璃膜疣。

2. 佩吉特病（畸形性骨炎）

佩吉特病是一种骨代谢异常性疾病，这种病会导致骨骼，特别是颅骨和中轴骨进行性增厚和弱化（Ralston et al.，2008）。中轴骨受累会导致骨关节炎、骨痛、骨折。颅骨受累可以导致听力损伤、脑积水、头痛和颅神经损伤。佩吉特病患者很少发生眼底血管样条纹，但在颅骨损伤的患者中眼底血管样条纹的发生频率显著增加（Dabbs & Skjodt，1990；Clarkson，1991）。

3. 镰状细胞病和其他血红蛋白病

有研究表明，至少1%～2%的镰状细胞病患者存在眼底血管样条纹，在纯合的镰状细胞性贫血老年患者中眼底血管样条纹的患病率可能更高（Condon & Serjeant，1976；Nagpal et al.，1976）。对于机械损伤，布鲁赫膜的断裂原因主要是布鲁赫膜的钙化而非布鲁赫膜上铁质沉着

（Jampol et al.，1987）。眼底血管样条纹也可见于其他血红蛋白病，如β-地中海贫血（Liaska et al.，2016）。

四、临床特征

1. 临床检查

眼底血管样条纹是视盘周围可见的、锯齿状、放射状、血管样条纹。它始于视盘周围，逐渐变细终止于周边视网膜，还可环绕视盘形成分支或交错（图6.1）（Deschweinitz，1896；Clarkson & Altman，1982）。眼底血管样条纹的数量因眼而异，其形态及颜色也因病程不同而存在差异。在疾病早期，血管样条纹边界清晰、颜色与其下方脉络膜相似，但是疾病晚期，由于布鲁赫膜的破裂、纤维血管经破裂处长入，血管样条纹的边界变得模糊，颜色也因视网膜色素上皮脱色素而变得苍白（Hagedoorn，1975；De Zaeytijd et al.，2010）。在脉络膜视网膜萎缩区域，眼底血管样条纹变得更加难以识别（图6.2）（Gliem et al.，2013b）。

第6章

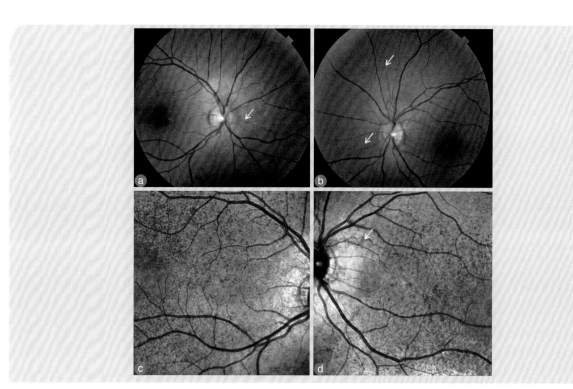

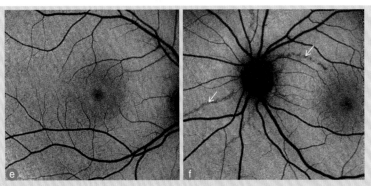

a、b.彩色眼底照相显示该PXE患者的眼底血管样条纹及橘皮样损害灶，这些视盘周边的血管样条纹（箭头）未侵及黄斑，因此对患者视力损害不大；c~f.近红外眼底照相在显示眼底血管样条纹和橘皮样损害灶上明显优于眼底自发荧光，箭头为眼底血管样条纹

图6.1 眼底血管样条纹的早期表现

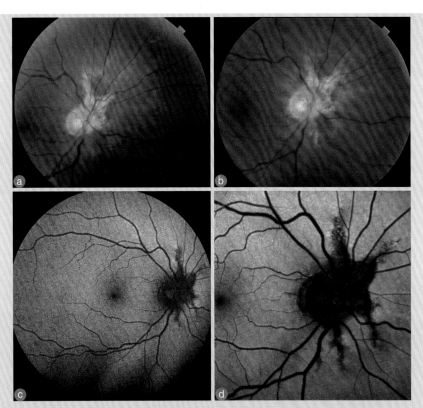

在4年时间里，彩色眼底照相（a为首次就诊时的表现，b为4年后随访时的表现）和眼底自发荧光（c为首次就诊时的表现，d为4年后随访时的表现）显示血管样条纹从视盘周围向外进行性延伸，视盘下方的视网膜也呈现出进行性萎缩性改变

图6.2 眼底血管样条纹的进展

2. 影像表现

SD-OCT在活体上证实了眼底血管样条纹由相应部分的布鲁赫膜破裂所致（Charbel Issa et al., 2009）。其他的OCT表现包括布鲁赫膜的波浪状起伏、较大的破裂及布鲁赫膜的高反射点（这些高反射点为临床上所见到的橘皮样斑点，被认为是布鲁赫膜的钙化所致）（图6.3）（Charbel Issa et al., 2009；Spaide & Jonas, 2015；Marchese et al., 2017）。采用OCT对同一病变位置进行的系列研究显示，早期布鲁赫膜的波浪状起伏部位在随访中可以演变为布鲁赫膜的较大断裂，部分患者甚至在布鲁赫膜断裂附近见到脉络膜新生血管的形成（Marchese et al., 2017）。在PXE患者的眼底，SD-OCT可见到视网膜下积液，这种视网膜

下积液可能由视网膜色素上皮功能障碍引起而非脉络膜新生血管所引起，因此对抗VEGF治疗无效。另外，SS-OCT发现与正常人相比，存在脉络膜新生血管的眼底血管样条纹患者的脉络膜更薄（Ellabban et al.，2012）。

多模态影像在眼底血管样条纹的诊断中起着重要作用（图6.4）。近红外眼底照相在显示眼底血管样条纹上比眼底自发荧光和荧光素血管造影更好，比临床检查更为灵敏（Charbel Issa et al.，2009；De Zaeytijd et al.，2010）。相对于周围眼底组织，近红外眼底照相上血管样条纹显得更为暗淡（Charbel Issa et al.，2009）。近红外眼底照相的光谱表明，布鲁赫膜钙化的反射能力与短波长的眼底自发荧光/荧光素血管造影视网膜色素上皮的吸光度一致（Charbel Issa et al.，2009）。血管样条纹在眼底自发荧光时表现为低自荧光，其信号异常的宽度通常与条纹周围视网膜色素上皮低色素沉着的程度相对应（De Zaeytijd et al.，2010）。不同程度的高自发荧光可清晰勾勒出

低自发荧光区域（Finger et al.，2009）。自发荧光也可以显示系统性疾病的其他眼底表现，如PXE的彗星尾征和橘皮样损害灶（Finger et al.，2009）。

最后，血管造影可以显示血管样条纹及相关的脉络膜新生血管。尽管血管样条纹不是总能检出，但血管样条纹的最常荧光素血管造影表现是强荧光（Smith et al.，1964；Lafaut et al.，1998；Charbel Issa et al.，2009）。吲哚菁绿血管造影比荧光素血管造影能更有效地显示出血管样条纹，在静脉后期及更晚期，其最常见的吲哚菁绿血管造影表现为强荧光（Lafaut et al.，1998）。荧光素血管造影对血管样条纹相关脉络膜新生血管的检出尤为灵敏（Smith et al.，1964；Patnaik & Malik，1971；Lafaut et al.，1998）。OCTA对稳定的、已经数月无渗出的血管样条纹相关脉络膜新生血管的检出非常有帮助（Andreanos et al.，2017）。吲哚菁绿血管造影对血管样条纹相关的息肉样病变的识别也具有重要意义。

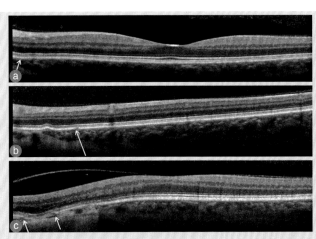

a.布鲁赫膜的波浪状起伏；b.局灶性布鲁赫膜破裂及视网膜色素上皮变薄；c.更大的布鲁赫膜破裂。箭头所指部位为每一张OCT的病变位置

图6.3　眼底血管样条纹患者的各种OCT表现

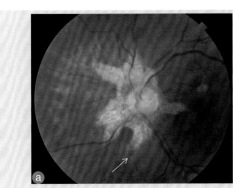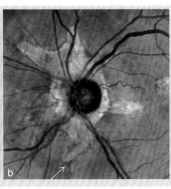

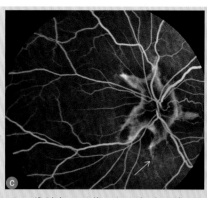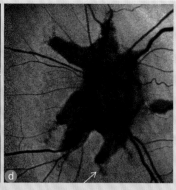

彩色眼底照相（a）可见血管样条纹（箭头）和相关的萎缩。同样的病变在近红外眼底照相（b）、荧光素血管造影（c）和眼底自发荧光（d）的表现为每个图片箭头所指。近红外眼底照相（b）可见萎缩区域表现出高反射，以及从视盘周边区域向外延伸血管样条纹表现出低反射。荧光素血管造影（c）可见萎缩区表现出透见荧光，以及血管样条纹处表现出微弱强荧光。眼底自发荧光（d）可见萎缩区表现出低自发荧光，以及血管样条纹处表现出轻微高自发荧光

图6.4　眼底血管样条纹的多模态影像

3. 自然病史

与钙化相关的组织病理学机制一致，血管样条纹症被认为是一种获得性的病变，最早的报道表明，10岁前的儿童即可发病（Mansour et al.，1993）。研究表明，眼底血管样条纹的进展通常较为缓慢，任何病情变化均继发于布鲁赫膜的矿质沉着，而这会导致布鲁赫膜的弹性减弱。眼底血管样条纹患者通常无症状，除非条纹累及黄斑或出现脉络膜新生血管相关的并发症。脉络膜新生血管是眼底血管样条纹常见的并发症，一项研究报道，44名平均观察3年的患者中73%的眼睛发生脉络膜新生血管（Nakagawa et al.，2013）。虽然所有类型的脉络膜新生血管包括息肉样脉络膜血管病变均有发现，但2型脉络膜新生血管是最常见的类型（Nakagawa et al.，2013）。脉络膜新生血管可以是显而易见的（图6.5，图6.6），也可以

难以察觉（图6.7）。即使进行治疗，患者视力也可因视网膜下出血、视网膜下积液、脉络膜视网膜萎缩及纤维血管性瘢痕而丧失（图6.8）。由于患者的布鲁赫膜较为脆弱，既往的研究表明即便轻微的外伤也会引起视网膜出血、血管样条纹扩大，甚至脉络膜破裂。非创伤性出血也可以独立于脉络膜新生血管发生（图6.9）（Hagedoorn，1975；Mansour et al.，1993）。

五、治疗

眼底血管样条纹相关疾病的治疗主要为将患者转诊给相关的专科进行相应的评估及治疗。此外，考虑到患者有出血和脉络膜破裂的可能性，应建议患者采取措施避免钝性外伤。同样地，许多眼科医师建议避免不必要的巩膜外顶压。

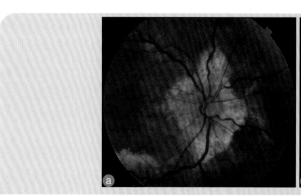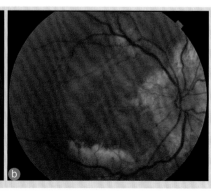

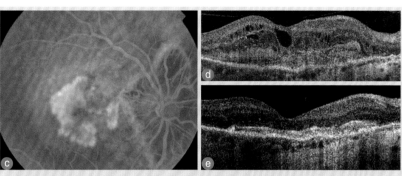

a、b.彩色眼底照相显示远远超出视盘周围萎缩区的血管样条纹、脉络膜新生血管膜、显著的视网膜下积液及视网膜下片状渗出；c.荧光素血管造影显示广泛的脉络膜新生血管；d.OCT显示脉络膜新生血管、视网膜内积液和视网膜下高反射物质；e.为连续3个月的抗VEGF治疗后同一患眼的OCT表现

图6.5　合并脉络膜新生血管的眼底血管样条纹

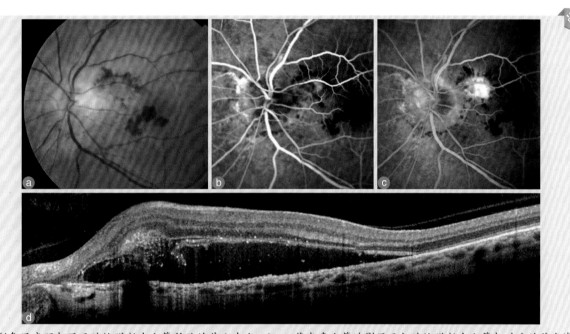

a.彩色眼底照相显示脉络膜新生血管所致的黄斑出血；b、c.荧光素血管造影显示与脉络膜新生血管相对应的荧光渗漏和与出血相对应的荧光遮蔽；d.OCT显示视网膜下存在大量积液

图6.6　合并脉络膜新生血管和出血的眼底血管样条纹

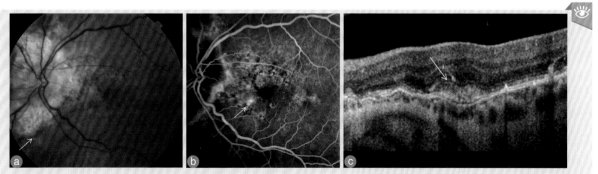

a.眼底彩色照相显示从视盘周围向外发出的微小血管样条纹（箭头），因为眼底的片状萎缩和色素改变，该血管样条纹并不能很好识别；b.荧光素血管造影显示荧光渗漏（箭头）；c.OCT显示视网膜下与荧光素血管造影显示的荧光渗漏相对应的高反射物质（箭头）。该病灶在抗VEGF治疗后消退

图6.7　合并不明显脉络膜新生血管的眼底血管样条纹

第6章

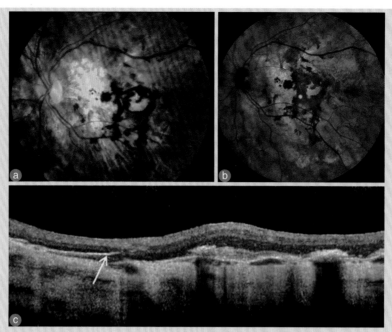

该患者视力很差，在数十年里接受过眼底激光光凝等多种针对脉络膜新生血管及其复发的治疗。彩色眼底照相（a）显示黄斑区瘢痕、色素沉着及片状萎缩，近红外眼底照相（b）上也能清晰显示。位于眼底的片状萎缩，不论是彩色眼底照相还是近红外眼底照相，眼底血管样条纹的成像都较困难。OCT（c）显示萎缩、视网膜下高反射物质和布鲁赫膜不连续的高反射信号（箭头）

图 6.8　合并脉络膜新生血管的晚期眼底血管样条纹

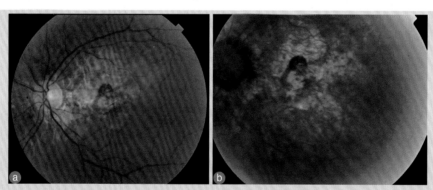

a.彩色眼底照相显示眼底血管样条纹及黄斑出血；b.不论是荧光素血管造影晚期图还是OCT（未附图）均未检出脉络膜新生血管

图 6.9　眼底血管样条纹伴非脉络膜新生血管相关的眼底出血

眼底血管样条纹眼部并发症的治疗主要是对脉络膜新生血管及其并发症进行治疗。光动力疗法和激光光凝治疗均能稳定视力，但部分行热激光治疗的患者会出现暗点扩大，部分行光动力疗法的患者出现病灶增大及持续性复发（Lim et al.，1993；Pece et al.，1997；Arias et al.，2006；Gliem et al.，2013a）。虽然视网膜激光光凝治疗和光动力疗法仍是中央凹外的脉络膜新生血管的有效治疗方式，但目前玻璃体腔注射抗VEGF药物已成为目前治疗眼底血管样条纹

相关脉络膜新生血管、预防视力下降的主流治疗方法（图6.5）（Gliem et al.，2013a）。多个回顾性病例系列研究发现贝伐单抗和雷珠单抗对旁中央凹或中央凹下的脉络膜新生血管均有效，他们均能降低视网膜厚度、提高患者视功能（Sawa et al.，2009；Myung et al.，2010；Finger et al.，2011；Gliem et al.，2013a；Mimoun et al.，2017）。

致谢：精选图片由Ivana Kim、Joan Miller和Lucy Young医师提供。

参考文献
(遵从原版图书著录格式)

[1] Agarwal A. Spectrum of pattern dystrophy in pseudoxanthoma elasticum. Arch Ophthalmol. 2005;123:923.

[2] Andreanos KD, Rotsos T, Koutsandrea C, et al. Detection of nonexudative choroidal neovascularization secondary to angioid streaks using optical coherence tomography angiography. Eur J Ophthalmol. 2017;27(5):e140–3.

[3] Arias L, Pujol O, Rubio M, Caminal J. Long-term results of photodynamic therapy for the treatment of choroidal neovascularization secondary to angioid streaks. Graefes Arch Clin Exp Ophthalmol. 2006;244:753–7.

[4] Bergen AAB, Plomp AS, Schuurman EJ, et al. Mutations in ABCC6 cause pseudoxanthoma elasticum. Nat Genet. 2000;25:228–31.

[5] Boyd CD, Le Saux O, Urban Z, et al. Mutations in a gene encoding an ABC transporter cause pseudoxanthoma elasticum. Nat Genet. 2000;25:223–7.

[6] Charbel Issa P, Finger RP, Holz FG, Scholl HPN. Multimodal imaging including spectral domain OCT and confocal near infrared reflectance for characterization of outer retinal pathology in pseudoxanthoma elasticum. Invest Ophthalmol Vis Sci. 2009;50:5913.

[7] Clarkson JG. Paget's disease and angioid streaks: one complication less? Br J Ophthalmol. 1991;75:511.

[8] Clarkson JG, Altman RD. Angioid streaks. Surv Ophthalmol. 1982;26:235–46.

[9] Condon PI, Serjeant GR. Ocular findings of elderly cases of homozygous sickle-cell disease in Jamaica. Br J Ophthalmol. 1976;60:361–4.

[10] Dabbs TR, Skjodt K. Prevalence of angioid streaks and other ocular complications of Paget's disease of bone. Br J Ophthalmol. 1990;74:579–82.

[11] De Zaeytijd J, Vanakker OM, Coucke PJ, et al. Added value of infrared, red-free and autofluorescence fundus imaging in pseudoxanthoma elasticum. Br J Ophthalmol. 2010;94:479–86.

[12] Deschweinitz GE. Angioid streaks in retina. Trans Am Ophthalmol Soc. 1896;7:650–4.

[13] Ellabban AA, Tsujikawa A, Matsumoto A, et al. Macular choroidal thickness and volume in eyes with angioid streaks measured by swept source optical coherence tomography. Am J Ophthalmol. 2012;153:1133–1143.e1.

[14] Finger RP, Charbel Issa P, Ladewig M, et al. Fundus autofluorescence in pseudoxanthoma elasticum. Retina. 2009;29:1496–505.

[15] Finger RP, Issa PC, Schmitz-Valckenberg S, et al. Long-term effectiveness of intravitreal bevacizumab for choroidal neovascularization secondary to angioid streaks in pseudoxanthoma elasticum. Retina. 2011;31:1268–78.

[16] Gass JD. "Comet" lesion: an ocular sign of pseudoxanthoma elasticum. Retina. 2003; 23:729–30.

[17] Germain DP. Pseudoxanthoma elasticum. Orphanet J Rare Dis. 2017;12:85.

[18] Gibson JM, Chaudhuri PR, Rosenthal AR. Angioid streaks in a case of beta thalassaemia major. Br J Ophthalmol. 1983;67:29–31.

[19] Gliem M, Finger RP, Fimmers R, et al. Treatment of choroidal neovascularization due to angioid streaks. Retina. 2013a;33: 1300–14.

[20] Gliem M, Zaeytijd J, De Finger RP, et al. An update on the ocular phenotype in patients with pseudoxanthoma elasticum. Front Genet. 2013b;4:14.

[21] Hagedoorn A. Angioid streaks and traumatic ruptures of Bruch's membrane. Br J Ophthalmol. 1975;59:267.

[22] Issa PC, Finger RP, Götting C, et al. Centrifugal fundus abnormalities in pseudoxanthoma elasticum. Ophthalmology. 2010;117:1406–14.

[23] Jampol LM, Acheson R, Eagle RC, et al. Calcification of Bruch's membrane in angioid streaks with homozygous sickle cell disease. Arch Ophthalmol. 1987;105:93–8.

[24] Klien BA. Angioid streaks: a clinical and histopathologic study. Am J Ophthalmol. 1947;30:955–68.

[25] Lafaut BA, Leys AM, Scassellati-Sforzolini B, et al. Comparison of fluorescein and indocyanine

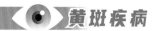

green angiography in angioid streaks. Graefes Arch Clin Exp Ophthalmol. 1998;236:346–53.

[26] Liaska A, Petrou P, Georgakopoulos CD, et al. β-Thalassemia and ocular implications: a systematic review. BMC Ophthalmol. 2016;16:102.

[27] Lim JI, Bressler NM, Marsh MJ, Bressler SB. Laser treatment of choroidal neovascularization in patients with angioid streaks. Am J Ophthalmol. 1993;116:414–23.

[28] Mansour AM, Ansari NH, Shields JA, et al. Evolution of angioid streaks. Ophthalmologica. 1993;207:57–61.

[29] Marchese A, Parravano M, Rabiolo A, et al. Optical coherence tomography analysis of evolution of Bruch's membrane features in angioid streaks. Eye. 2017;31:1600–5.

[30] Mimoun G, Ebran J-M, Grenet T, et al. Ranibizumab for choroidal neovascularization secondary to pseudoxanthoma elasticum: 4-year results from the PIXEL study in France. Graefes Arch Clin Exp Ophthalmol. 2017;255:1651–60.

[31] Myung JS, Bhatnagar P, Spaide RF, et al. Long-term outcomes of intravitreal antivascular endothelial growth factor therapy for the management of choroidal neovascularization in pseudoxanthoma elasticum. Retina. 2010;30:748–55.

[32] Nagpal KC, Asdourian G, Goldbaum M, et al. Angioid streaks and sickle haemoglobinopathies. Br J Ophthalmol. 1976;60:31–4.

[33] Nakagawa S, Yamashiro K, Tsujikawa A, et al. The time course changes of choroidal neovascularization in angioid streaks. Retina. 2013;33:825–33.

[34] Patnaik B, Malik SR. Fluorescein fundus photography of angioid streaks. Br J Ophthalmol. 1971;55:833–7.

[35] Pece A, Avanza P, Galli L, Brancato R. Laser photocoagulation of choroidal neovascularization in angioid streaks. Retina. 1997;17: 12–6.

[36] Ralston SH, Langston AL, Reid IR. Pathogenesis and management of Paget's disease of bone. Lancet. 2008;372:155–63.

[37] Ringpfeil F, Lebwohl MG, Christiano AM, Uitto J. Pseudoxanthoma elasticum: mutations in the MRP6 gene encoding a transmembrane ATP-binding cassette (ABC) transporter. Proc Natl Acad Sci U S A. 2000;97:6001–6.

[38] Sawa M, Gomi F, Tsujikawa M, et al. Long-term results of intravitreal bevacizumab injection for choroidal neovascularization secondary to angioid streaks. Am J Ophthalmol. 2009;148:584–590.e2.

[39] Shields JA, Federman JL, Tomer TL, et al. Angioid streaks. I. Ophthalmoscopic variations and diagnostic problems. Br J Ophthalmol. 1975;59:257–66.

[40] Smith JL, Gass JDM, Justice J. Fluorescein fundus photography of angioid streaks. Br J Ophthalmol. 1964;48:517–21.

[41] Spaide RF, Jonas JB. Peripapillary atrophy with large dehiscences in Bruch membrane in pseudoxanthoma elasticum. Retina. 2015;35: 1507–10.

[42] Verhoeff FH. Histological findings in a case of angioid streaks. Br J Ophthalmol. 1948;32: 531–44.

[43] Zweifel SA, Imamura Y, Freund KB, Spaide RF. Multimodal fundus imaging of pseudoxanthoma elasticum. Retina. 2011;31:482–91.

第 7 章

拟眼组织胞浆菌病综合征

William Stevenson，Erica Alvarez，Adnan Mallick，
Fatoumata Yanoga，Frederick Davidorf，and
Colleen M. Cebulla

译者：周钟强

审校：李漫丽，董道权

缩　写			
CNV	脉络膜新生血管	SST	黄斑下手术试验
PDT	光动力疗法	VEGF	血管内皮生长因子
POHS	拟眼组织胞浆菌病综合征		

一、简介

拟眼组织胞浆菌病综合征（presumed ocular histoplasmosis syndrome，POHS）也被称为眼组织胞浆菌病综合征，是一种主要流行于美国俄亥俄州和密西西比河流域的、由名叫荚膜组织胞浆菌（histoplasma capsulatum）的真菌病原体引起的多灶性脉络膜视网膜疾病。拟眼组织胞浆菌病综合征的特点是玻璃体没有炎症的情况下，眼底出现萎缩性脉络膜视网膜瘢痕、视盘周围脉络膜视网膜萎缩，以及脉络膜新生血管（图7.1）。虽然有些拟眼组织胞浆菌病综合征患者有典型的眼底表现确无任何临床症状，然而一旦患眼继发脉络膜新生血管，患者就会出现多种临床症状，如视物变形、旁中心暗点及视力丧失。拟眼组织胞浆菌病综合征的治疗方法多样，目前主要的治疗方法包括视网膜激光光凝、玻璃体视网膜手术、光动力疗法、肾上腺皮质激素的运用及抗VEGF治疗。

二、发病机制

1905年，Darling报告了一起致死性全身感染的尸检结果，并最终确定该感染是由荚膜组织胞浆菌所致（Darling，1906）。荚膜组织胞浆菌是一种双相性致病真菌，主要存在于鸟和蝙蝠的粪便，以及被污染的土壤中。荚膜组织胞浆菌遍布全球，但主要分布于美国俄亥俄州和密西西比河流域（Manos et al.，1956）。据估计，有60%～90%生活在美国俄亥俄州和密西西比河流域的居民已被荚膜组织胞浆菌感染。研究表明，拟眼组织胞浆菌病综合征的临床表现通常在首次感染后的10～30年出现。绝大多数确诊的美国拟眼组织胞浆菌病综合征患者生活于荚膜组织胞

浆菌流行区（Smith & Ganley，1971）。在拟眼组织胞浆菌病综合征流行区域，其患病率高达5.3%（Oliver et al.，2005）。虽然拟眼组织胞浆菌病综合征的确诊年龄为36岁左右，但出现黄斑盘状瘢痕的年龄通常为30～39岁（Smith et al.，1972）。拟眼组织胞浆菌病综合征无性别差异，男女患病率相当。虽然拟眼组织胞浆菌病综合征的患病率在人种间无显著差异，即高加索人种（白种人）和非洲裔美国人患病率无显著差异，但在高加索人种中盘状瘢痕的患病率却明显高于非洲裔美国人（Baskin et al.，1980）。

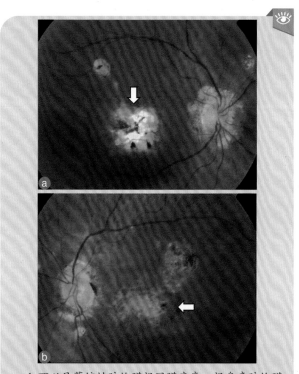

a、b.可以见萎缩性脉络膜视网膜瘢痕、视盘旁脉络膜视网膜萎缩，以及脉络膜新生血管（箭头）

图7.1　1名双眼均罹患拟眼组织胞浆菌病综合征患者的双眼眼底照相

组织胞浆菌病通常始于因吸入含有荚膜组织胞浆菌包子的气溶胶后引起的无症状肺部感染。随后荚膜组织胞浆菌通过血流循环播散到脉络膜等肺外组织。脉络膜感染后即发生多灶性脉络膜炎，该炎症多数无症状，以小的、视网膜中周部的黄色或灰色小脉络膜病灶为特征，具有自限性。1981年，Watzke和Claussen对拟眼组织胞浆菌病综合征患者眼底脉络膜病灶如何演变成典型的脉络膜视网膜萎缩灶进行了详细描述（Watzke

& Claussen，1981）。对这些脉络膜视网膜瘢痕进行组织病理学研究，发现在脉络膜水平有密集的淋巴细胞浸润。这些脉络膜视网膜瘢痕可以在重复暴露于荚膜囊胞杆菌抗原后重新激活，例如在组织浆体皮肤试验时（Woods & Wahlen，1959）。Spencer等对摘除罹患拟眼组织胞浆菌病综合征患眼的脉络膜视网膜瘢痕进行遗传性研究，发现这些瘢痕中存在荚膜组织胞浆菌的DNA（Spencer et al.，2003）。脉络膜视网膜瘢痕中存在的长期潜伏的荚膜组织胞浆菌、荚膜组织胞浆菌抗原或荚膜组织胞浆菌特异性淋巴细胞可能是拟眼组织胞浆菌病综合征在病情稳定一段时间后再次复发和进展的原因。由于部分人类白细胞抗原（human leukocyte antigens，HLA）如HLA-B7和HLA-DRw2已经被证实与拟眼组织胞浆菌病综合征相关，因此，该疾病也可能存在遗传易感性（Meredith et al.，1980）。由于脉络膜视网膜病灶已经突破了布鲁赫膜和视网膜色素上皮，因此，拟眼组织胞浆菌病综合征容易发生脉络膜新生血管。这种脉络膜新生血管早期导致渗出性和出血性视网膜脱离，后期恶化形成严重影响视力的盘状黄斑病变（图7.2）。

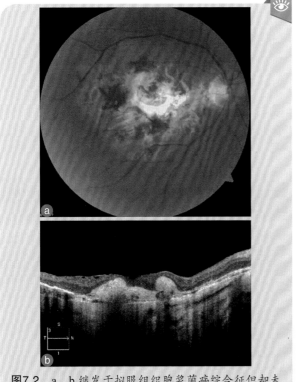

图7.2 a、b.继发于拟眼组织胞浆菌病综合征但却未经治疗的脉络膜新生血管形成的盘状黄斑瘢痕

三、临床表现及影像学表现

围绕拟眼组织胞浆菌病综合征开展的一系列标志性临床研究，引入了对拟眼组织胞浆菌病综合征的典型临床表现的详尽描述。1942年，Reid等对1名因组织胞浆菌病去世的患者进行了病例报道。在该报道中，Reid等将该患者的脉络膜视网膜病灶描述为与结节相似的、小的、白色的，以及不规则的被出血围绕的区域（Reid et al.，1942）。1959年，Woods和Wahlen对19名拟眼组织胞浆菌病综合征患者进行研究，发现他们的组织胞浆菌皮肤试验均为阳性，并对这些患者的眼底表现进行了一系列描述如"散在的、局灶性的、萎缩性的脉络膜视网膜炎症"，以及可能会导致继发性出血、脉络膜视网膜变性和色素性胶质增生的视网膜下囊肿（Woods & Wahlen，1959）。1966年，Schlaegel和Kenney对组织胞浆菌皮肤试验阳性、存在典型的脉络膜视网膜病灶的拟眼组织胞浆菌病综合征患者的眼底表现进行补充。他们发现拟眼组织胞浆菌病综合征患者眼底除脉络膜视网膜病灶还会表现为视盘周围萎缩及色素改变（Schlaegel & Kenney，1966）。目前，公认的拟眼组织胞浆菌病综合征典型临床表现包括：①黄斑区及中周部脉络膜视网膜萎缩性瘢痕，也就是常说的"组织胞浆菌病斑（histo spots）"；②视盘周围萎缩及色素改变；③无玻璃体炎症情况下出现的脉络膜新生血管（图7.3）。

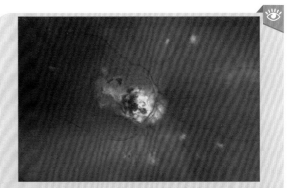

图7.3 拟眼组织胞浆菌病综合征患者眼底的萎缩性脉络膜视网膜瘢痕，视盘周围脉络膜视网膜萎缩及黄斑区盘状瘢痕

组织胞浆菌病斑是白色或黄色的萎缩性脉络膜视网膜瘢痕，其边缘锐利似"挖凿状（punched

out）"，周围有不同程度的色素沉着。组织胞浆菌病斑通常见于黄斑区及中周部视网膜，少者1个，多者100个以上（Smith & Utz，1972）。虽然多数患者的组织胞浆菌病斑稳定，不随时间的推移而变化，但在少数患者中组织胞浆菌病斑的大小和形态也会发生变化。另外，Schlaegel开展的长期随访研究发现高达26%的患者在随访期间其眼底会出现新的组织胞浆菌病斑（Schlaegel，1975）。约5%的患者，视网膜周边部可见被称为"线性萎缩瘢痕条纹（linear streaks）"的萎缩性脉络膜视网膜瘢痕融合成线或曲线样病灶（Fountain & Schlaegel，1981）（图7.4）。在眼底荧光素血管造影中组织胞浆菌病斑表现为典型的透见荧光即窗样缺损。多数拟眼组织胞浆菌病综合征患者会出现视盘周围萎缩及色素改变。

在拟眼组织胞浆菌病综合征患者中，高达4.5%的患者眼底会出现脉络膜新生血管（Schlaegel，1975）。脉络膜新生血管在拟眼组织胞浆菌病综合征所引起的症状和其他疾病相同，包括视物变形、旁中心暗点及视力损伤。周边部的脉络膜新生血管病灶可能很大，看上去很像脉络膜黑色素瘤。当怀疑患者眼底存在脉络膜新生血管时，应该及时安排患者进行眼底荧光素血管造影以确定是否存在脉络膜新生血管，以及脉络膜新生血管的大小及位置。眼底荧光素血管造影可以表现为荧光渗漏或荧光积存。荧光渗漏表现为病灶区荧光增强、边界扩大，荧光积存表现为病灶区荧光增强但边界稳定无明显扩大（图7.5）。吲哚菁绿血管造影中脉络膜新生血管也表现为强荧光，但与F荧光素血管造影不同，该强荧光是脉络膜毛细

血管紊乱所致（Diaz et al.，2015）。新的眼底检查设备如OCTA也能用于视网膜下脉络膜新生血管的诊断（图7.6）。拟眼组织胞浆菌病综合征的其他临床表现为眼部无明显炎症表现。据推测患者眼部无明显炎症的主要原因是患者就诊时初期的脉络膜炎症已经自愈。眼部无明显炎症对拟眼组织胞浆菌病综合征的鉴别诊断非常重要，它是拟眼组织胞浆菌病综合征与其他眼部炎症性疾病如弓蛔虫病所致的脉络膜视网膜炎及多灶性脉络膜炎的鉴别要点。

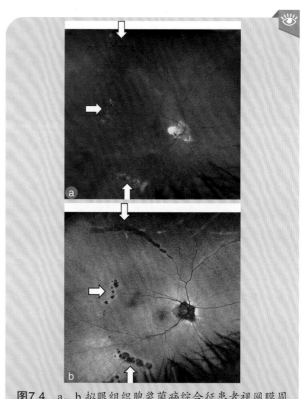

图7.4 a、b.拟眼组织胞浆菌病综合征患者视网膜周边部曲线性融合的脉络膜视网膜瘢痕（箭头），被称为"线性萎缩瘢痕条纹"

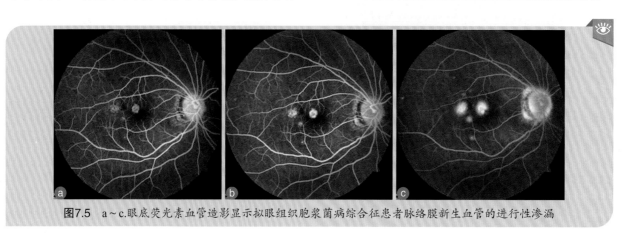

图7.5 a~c.眼底荧光素血管造影显示拟眼组织胞浆菌病综合征患者脉络膜新生血管的进行性渗漏

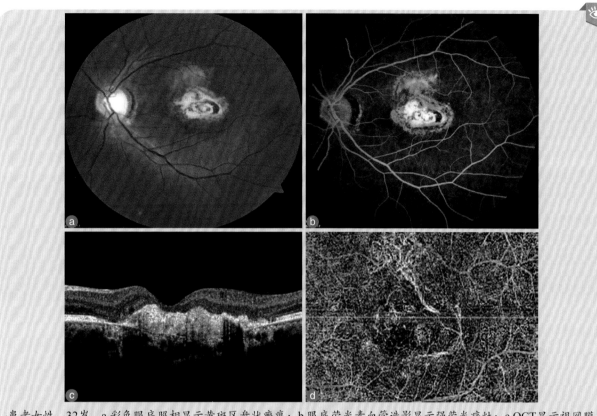

患者女性，32岁。a.彩色眼底照相显示黄斑区盘状瘢痕；b.眼底荧光素血管造影显示强荧光病灶；c.OCT显示视网膜下纤维化形成；d.血流OCT显示脉络膜毛细血管层的脉络膜新生血管

图7.6　拟眼组织胞浆菌病综合征继发的未治疗的脉络膜新生血管

 四、治疗

1. 观察

拟眼组织胞浆菌病综合征眼底的脉络膜视网膜瘢痕和视盘周围色素改变通常无临床症状，往往在常规眼部检查时被检出。针对拟眼组织胞浆菌病综合征患者的活动性脉络膜视网膜病灶，眼科专家们对多种治疗方法如眼部运用两性霉素B、全身运用皮质类固醇激素进行了尝试，但治疗效果均不理想（Giles & Falls，1961；Schlaegel，1983）。拟眼组织胞浆菌病综合征患者的绝大多数活动性脉络膜视网膜病灶最终均会进展为脉络膜视网膜瘢痕。拟眼组织胞浆菌病综合征患者视力损伤主要由继发性脉络膜新生血管所致，但目前尚无有效的预防脉络膜新生血管发生的治疗方法（Feman et al.，1982）。在脉络膜新生血管出现前对患者进行的宣教、Amsler方格表的运用及严格的随访是目前主要的治疗方案。

2. 激光光凝术

激光光凝术可以选择性运用于脉络膜新生血管的治疗。黄斑光凝研究小组（The macular photocoagulation study Group）开展了一系列的临床试验以评价激光对拟眼组织胞浆菌病综合征患者脉络膜新生血管的治疗效果。对罹患中央凹外脉络膜新生血管的患者随访5年发现不进行视网膜激光光凝术的患者视力损失6行及6行以上的人数是进行视网膜激光光凝术患者的3.6倍（Macular Photocoagulation Study Group，1991）。脉络膜新生血管复发非常常见，经过5年随访，激光治疗的患者有26%会表现为脉络膜新生血管持续存在或复发。对罹患中心旁凹脉络膜新生血管的患者随访5年发现，不进行视网膜激光光凝术的患者视力损失6行及6行以上的人数是进行视网膜激光光凝术患者的2.6倍（Macular Photocoagulation Study Group，1994）。对罹患视盘周围脉络膜新生血管的患者进行亚组分析，发现随访3年不进行视网膜激光光凝术的患者视力损失6行及6行以上的患者比例为26%，而进行视网膜激光光凝术的患者比例为14%，这一结果就说明视盘周围脉络膜新生血管并非激光光凝术的禁忌证（Macular Photocoagulation Study Group，1995）。至于中央凹下脉络膜新生血管的患者，长期随访发现在随访4年后不进行视网膜激光光凝术的患者视力损失6行及6行以上的患者比例为47%，而进行视网膜激光光凝术的患者比例为22%（Macular Photocoagulation Study Group，1993）。如今激光光凝术已经在很大程度上被其他治疗方式取代，但对于中央凹外脉络膜新生血管它仍然是一种有效的辅助治疗。

3.玻璃体视网膜手术

1988年，de Juan和Machemer首次对AMD患者脉络膜新生血管所致的黄斑下出血及瘢痕进行取出，并对该术方法进行了报道（de Juan & Machemer，1988）。黄斑下手术试验（the submacular surgery trial，SST）是一个多中心前瞻性随机对照试验。该试验的目的主要为评估手术取出拟眼组织胞浆菌病综合征继发的脉络膜新生血管或特发性脉络膜新生血管的疗效是否优于单纯观察（Flynn & Scott，2004；Sadda et al.，2004；Thuruthumaly et al.，2014）。治疗成功的标准被定义为在随访24个月时患眼视力提高或视力下降不大于1行（Flynn & Scott，2004）。在随访24个月时，46%的单纯观察组患眼视力达到治疗成功的标准，55%的手术治疗组患眼视力达到治疗成功的标准（Flynn & Scott，2004）。但不幸的是，在随访24个月时，45%的手术组患眼视力下降超过7个字母数（Nielsen et al.，2012）。黄斑下手术试验表明只有基线视力不高于20/100的患者能从黄斑下脉络膜新生血管取出手术获益，且该获益微不足道（Almony et al.，2008；Schadlu et al.，2008；Walia et al.，2016）。其他研究表明，黄斑区脉络膜新生血管取出术后中央凹下脉络膜新生血管的复发率高达50%，在复发的人群中，术后6个

月内发生再出血的比例更是在80%以上（Melberg et al.，1996）。随着抗VEGF等疗效更好的治疗方式的出现，手术切除黄斑下脉络膜新生血管的治疗方式目前基本已经被淘汰（Flynn & Scott，2004；Diaz et al.，2015）。

4.光动力疗法

维替泊芬（verteporfin）是光动力疗法治疗脉络膜新生血管的光敏剂，它被脉管系统运送到脉络膜新生血管并被特定波长的激光激发，从而生产细胞毒性很强的单态氧，进而引起血栓形成。数个回顾性病例系列研究将光动力疗法运用于拟眼组织胞浆菌病综合征继发脉络膜新生血管的治疗。2000年，Sickenberg等开展了一项预试验，该试验将光动力疗法运用于1名拟眼组织胞浆菌病综合征继发脉络膜新生血管的患者，发现光动力疗法不仅能被患者良好耐受还能有效减少脉络膜新生血管的渗漏面积（Sickenberg et al.，2000）。随后多个回顾性病例系列研究均显示光动力疗法能使多数接受该治疗的拟眼组织胞浆菌病综合征继发脉络膜新生血管患者的视力稳定或提高（Busquets et al.，2003；Liu et al.，2004；Shah et al.，2005）。一个相对较小型的前瞻性非对照开放标签临床试验表明在2年随访结束时，光动力疗法能让受试眼的平均视力提高6个字母，让受试眼的脉络膜新生血管渗漏减少（Rosenfeld et al.，2004）。一个回顾性对照病例系列研究发现在完成3年随访后患眼的视力在光动力疗法联合玻璃体内注射贝伐单抗组与单独接受玻璃体内贝伐单抗组间无明显差异（Cionni et al.，2012）。一个大型回顾性研究表明，光动力疗法联合玻璃体内注射贝伐单抗不仅能减少使患眼病情稳定或视力提高的玻璃体内注药次数，也能使今后复发的时间明显延长（Cionni et al.，2012；Diaz et al.，2015）。

5.皮质类固醇治疗

皮质类固醇（corticosteroids）通过抑制炎症细胞迁移和聚集、促炎性细胞因子表达及血管内皮细胞生长来抑制脉络膜新生血管的发生及进展（Martidis et al.，1999；Ciulla et al.，2001；Holekamp et al.，2005；Dorrell et al.，2007）。口

服用药、Tenon's囊下及玻璃体内注射皮质类固醇均能抑制拟眼组织胞浆菌病综合征患者中央凹下脉络膜新生血管的进展（Ciulla et al.，2001；Rechtman et al.，2003；Ramaiya et al.，2013；Walia et al.，2016）。在玻璃体内注射曲安奈德（intravitreal triamcinolone，IVTA）治疗旁中央凹处的脉络膜新生血管后的17个月及更长时间患者的视力仍可保持在一个较好的水平（Rechtman et al.，2003；Prasad & Van Gelder，2005）。在一项研究中，患者被分为三大组，第一组占所有受试者的70%，进行1次IVTA，第二组占所有受试者的10%，进行2次IVTA，第三组占所有受试者的20%，进行2次以上IVTA，与第二、第三组相比，仅进行1次IVTA患者也能获得较稳定的视力（Prasad & Van Gelder，2005）。Diaz等将氟轻松乙酰胺玻璃体内植入剂用于治疗拟眼组织胞浆菌病综合征继发脉络膜新生血管，发现在植入剂植入玻璃体内之后的33个月患者的视力仍然稳定甚至略微提高（Diaz et al.，2015）。皮质类固醇用于治疗脉络膜新生血管的最常见并发症为眼压（intraocular pressure，IOP）增高及白内障形成，而这两种并发症均需要手术治疗（Prasad & Van Gelder，2005；Ramaiya et al.，2013；Diaz et al.，2015）。

6. 抗VEGF治疗

抗VEGF在渗出性黄斑变性的脉络膜新生血管治疗中取得的巨大成功，为抗VEGF在拟眼组织胞浆菌病综合征继发脉络膜新生血管中的治疗铺平了道路。常用的抗VEGF药物包括贝伐单抗（bevacizumab）、雷珠单抗（ranibizumab）及阿柏西普（aflibercept）。Schadlu等将玻璃体内注射贝伐单抗（intravitreal bevacizumab，IVB）用于治疗拟眼组织胞浆菌病综合征继发的脉络膜新生血管，该回顾性病例系列研究显示接受治疗的24名患者的28只眼在平均随访22.4周期间，虽然患者的平均IVB数仅为1.8针，但28只受试眼的视力均得到了稳定或提高（Schadlu et al.，2008）。Cionni等开展了另一项回顾性病例系列研究，该研究的主要目的在于比较IVB单药治疗与IVB联合光动力疗法对拟眼组织胞浆菌病综合

征继发的中央凹下及旁中央凹处脉络膜新生血管的治疗（Cionni et al.，2012）。接受IVB单药治疗的116只眼在24个月的随访期间，平均每年接受IVB 4.24次，但其平均视力却由基线的20/83提高到第24个月时的20/54。患者视力在IVB单药治疗与IVB联合光动力疗法组间未见明显差异。一个相对较小的回顾性病例系列研究将玻璃体内注射贝伐单抗及雷珠单抗运用于拟眼组织胞浆菌病综合征继发脉络膜新生血管的治疗，该研究发现在28个月的随访期间，无论IVB还是玻璃体内注射雷珠单抗（intravitreal Ranibizumab，IVR）均能提高患者视力且两组的平均注射次数均为2.6次（Hu et al.，2014）。有趣的是，在另外一个比较IVR与光动力疗法疗效的研究中，研究者发现1年随访结束时，IVR组及光动力疗法组的视力变化相似，IVR组视力变化为19.6个字母数，而光动力疗法组为21个字母数。但所有光动力疗法组患者获得21个字母数的前提均为在随访期间进行IVR补救治疗（Ramaiya et al.，2013）。Toussaint等开展了另一项随机开发标签的临床试验，该试验纳入患者39名，目的在于探讨玻璃体内注射阿柏西普（intravitreal aflibercept，IVA）的不同给药方式（强制治疗与按需治疗）对拟眼组织胞浆菌病综合征继发脉络膜新生血管的疗效差异。研究表明，按需治疗和强制治疗两种给药方式对于拟眼组织胞浆菌病综合征继发的脉络膜新生血管在疗效上无统计学差异（Toussaint et al.，2018）。在完成12个月的随访后，按需治疗组患者的视力提高了19个字母数，中央凹处视网膜厚度也显著变薄。Schadlu等的研究表明疾病早期就开始行抗VEGF治疗能获得最佳的长期视力预后，因此强调了拟眼组织胞浆菌病综合征继发脉络膜新生血管早期诊断和治疗的重要性（Schadlu et al.，2008）。与湿性AMD中持续存在的脉络膜新生血管不同，拟眼组织胞浆菌病综合征继发脉络膜新生血管具有长期静止、突然复发但对抗VEGF治疗迅速反应的特点（Cionni et al.，2012）。鉴于上述原因，拟眼组织胞浆菌病综合征继发脉络膜新生血管目前尚无标准治疗方案，因此推荐对此类脉络膜新生血管需进行密切随访（Nielsen et al.，2012）。

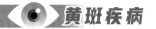

参考文献
(遵从原版图书著录格式)

[1] Almony A, Thomas MA, Atebara NH, Holekamp NM, Del Priore LV. Long-term follow-up of surgical removal of extensive peripapillary choroidal neovascularization in presumed ocular histoplasmosis syndrome. Ophthalmology. 2008;115:540–545.e545.

[2] Baskin MA, Jampol LM, Huamonte FU, Rabb MF, Vygantas CM, Wyhinny G. Macular lesions in blacks with the presumed ocular histoplasmosis syndrome. Am J Ophthalmol. 1980;89:77–83.

[3] Busquets MA, Shah GK, Wickens J, Callanan D, Blinder KJ, Burgess D, Grand MG, Holekamp NM, Boniuk I, Joseph DP, Thomas MA, Fish E, Bakal J, Hollands H, Sharma S. Ocular photodynamic therapy with verteporfin for choroidal neovascularization secondary to ocular histoplasmosis syndrome. Retina. 2003;23:299–306.

[4] Cionni DA, Lewis SA, Petersen MR, Foster RE, Riemann CD, Sisk RA, Hutchins RK, Miller DM. Analysis of outcomes for intravitreal bevacizumab in the treatment of choroidal neovascularization secondary to ocular histoplasmosis. Ophthalmology. 2012;119: 327–32.

[5] Ciulla TA, Piper HC, Xiao M, Wheat LJ. Presumed ocular histoplasmosis syndrome: update on epidemiology, pathogenesis, and photodynamic, antiangiogenic, and surgical therapies. Curr Opin Ophthalmol. 2001;12: 442–9.

[6] Darling S. A protozoan general infection producing pseudo tubercles in the lungs and focal necrosis in the liver, spleen, and lymph nodes. JAMA. 1906;46:1.

[7] De Juan E Jr, Machemer R. Vitreous surgery for hemorrhagic and fibrous complications of age-related macular degeneration. Am J Ophthalmol. 1988;105:25–9.

[8] Diaz RI, Sigler EJ, Rafieetary MR, Calzada JI. Ocular histoplasmosis syndrome. Surv Ophthalmol. 2015;60:279–95.

[9] Dorrell M, Uusitalo-Jarvinen H, Aguilar E, Friedlander M. Ocular neovascularization: basic mechanisms and therapeutic advances. Surv Ophthalmol. 2007;52(Suppl 1):S3–19.

[10] Feman SS, Podgorski SF, Penn MK. Blindness from presumed ocular histoplasmosis in Tennessee. Ophthalmology. 1982;89:1295–8.

[11] Flynn HW Jr, Scott IU. Now that we have the results of the subretinal surgery trials, how do we manage the patient? Arch Ophthalmol. 2004;122:1705–6.

[12] Fountain JA, Schlaegel TF. Linear streaks of the equator in the presumed ocular histoplasmosis syndrome. Arch Ophthalmol. 1981;99:246–8.

[13] Giles CL, Falls HF. Further evaluation of amphotericin-B therapy in presumptive histoplasmosis chorioretinitis. Am J Ophthalmol. 1961;51:588–98.

[14] Holekamp NM, Thomas MA, Pearson A. The safety profile of long-term, high-dose intraocular corticosteroid delivery. Am J Ophthalmol. 2005;139:421–8.

[15] Hu J, Hoang QV, Chau FY, Blair MP, Lim JI. Intravitreal anti-vascular endothelial growth factor for choroidal neovascularization in ocular histoplasmosis. Retin Cases Brief Rep. 2014;8:24–9.

[16] Liu JC, Boldt HC, Folk JC, Gehrs KM. Photodynamic therapy of subfoveal and juxtafoveal choroidal neovascularization in ocular histoplasmosis syndrome: a retrospective case series. Retina. 2004;24:863–70.

[17] Macular Photocoagulation Study Group. Argon laser photocoagulation for neovascular maculopathy. Five-year results from randomized clinical trials. Macular Photocoagulation Study Group. Arch Ophthalmol. 1991;109:1109–14.

[18] Macular Photocoagulation Study Group. Laser photocoagulation of subfoveal neovascular lesions of age-related macular degeneration. Updated findings from two clinical trials. Macular Photocoagulation Study Group. Arch Ophthalmol. 1993;111:1200–9.

[19] Macular Photocoagulation Study Group.

Laser photocoagulation for juxtafoveal choroidal neovascularization. Five-year results from randomized clinical trials. Macular Photocoagulation Study Group. Arch Ophthalmol. 1994;112:500–9.

[20] Macular Photocoagulation Study Group. Laser photocoagulation for neovascular lesions nasal to the fovea. Results from clinical trials for lesions secondary to ocular histoplasmosis or idiopathic causes. Macular Photocoagulation Study Group. Arch Ophthalmol. 1995;113: 56–61.

[21] Manos NE, Ferebee SH, Kerschbaum WF. Geographic variation in the prevalence of histoplasmin sensitivity. Dis Chest. 1956;29: 649–68.

[22] Martidis A, Miller DG, Ciulla TA, Danis RP, Moorthy RS. Corticosteroids as an antiangiogenic agent for histoplasmosis-related subfoveal choroidal neovascularization. J Ocul Pharmacol Ther. 1999;15:425–8.

[23] Melberg NS, Thomas MA, Dickinson JD, Valluri S. Managing recurrent neovascularization after subfoveal surgery in presumed ocular histoplasmosis syndrome. Ophthalmology. 1996;103:1064–7; discussion 1067–8.

[24] Meredith TA, Smith RE, Duquesnoy RJ. Association of HLA-DRw2 antigen with presumed ocular histoplasmosis. Am J Ophthalmol. 1980;89:70–6.

[25] Nielsen JS, Fick TA, Saggau DD, Barnes CH. Intravitreal anti-vascular endothelial growth factor therapy for choroidal neovascularization secondary to ocular histoplasmosis syndrome. Retina. 2012;32:468–72.

[26] Oliver A, Ciulla TA, Comer GM. New and classic insights into presumed ocular histoplasmosis syndrome and its treatment. Curr Opin Ophthalmol. 2005;16:160–5.

[27] Prasad AG, Van Gelder RN. Presumed ocular histoplasmosis syndrome. Curr Opin Ophthalmol. 2005;16:364–8.

[28] Ramaiya KJ, Blinder KJ, Ciulla T, Cooper B, Shah GK. Ranibizumab versus photodynamic therapy for presumed ocular histoplasmosis syndrome. Ophthalmic Surg Lasers Imaging Retina. 2013;44:17–21.

[29] Rechtman E, Allen VD, Danis RP, Pratt LM, Harris A, Speicher MA. Intravitreal triamcinolone for choroidal neovascularization in ocular histoplasmosis syndrome. Am J Ophthalmol. 2003;136:739–41.

[30] Reid JD, Schere JH, Herbut PA, Irving H. Systemic histoplasmosis diagnosed before death and produced experimentally in guinea pigs. J Lab Clin Med. 1942;27:419–34.

[31] Rosenfeld PJ, Saperstein DA, Bressler NM, Reaves TA, Sickenberg M, Rosa RH, Sternberg P, Aaberg TM, Verteporfin in Ocular Histoplasmosis Study Group. Photodynamic therapy with verteporfin in ocular histoplasmosis: uncontrolled, open-label 2-year study. Ophthalmology. 2004;111:1725–33.

[32] Sadda SR, Pieramici DJ, Marsh MJ, Bressler NM, Bressler SB. Changes in lesion size after submacular surgery for subfoveal choroidal neovascularization in the submacular surgery trials pilot study. Retina. 2004;24:888–99.

[33] Schadlu R, Blinder KJ, Shah GK, Holekamp NM, Thomas MA, Grand MG, Engelbrecht NE, Apte RS, Joseph DP, Prasad AG, Smith BT, Sheybani A. Intravitreal bevacizumab for choroidal neovascularization in ocular histoplasmosis. Am J Ophthalmol. 2008;145: 875–8.

[34] Schlaegel TF. The natural history of histo spots in the disc-macula area. Int Ophthalmol Clin. 1975;15:19–28.

[35] Schlaegel TF. Corticosteroids in the treatment of ocular histoplasmosis. Int Ophthalmol Clin. 1983;23:111–23.

[36] Schlaegel TF, Kenney D. Changes around the optic nervehead in presumed ocular histoplasmosis. Am J Ophthalmol. 1966;62: 454–8.

[37] Shah GK, Blinder KJ, Hariprasad SM, Thomas MA, Ryan EH, Bakal J, Sharma S. Photodynamic therapy for juxtafoveal choroidal neovascularization due to ocular histoplasmosis syndrome. Retina. 2005;25:26–32.

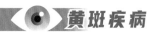
[38] Sickenberg M, Schmidt-Erfurth U, Miller JW, Pournaras CJ, Zografos L, Piguet B, Donati G, Laqua H, Barbazetto I, Gragoudas ES, Lane AM, Birngruber R, van den Bergh H, Strong HA, Manjuris U, Gray T, Fsadni M, Bressler NM. A preliminary study of photodynamic therapy using verteporfin for choroidal neovascularization in pathologic myopia, ocular histoplasmosis syndrome, angioid streaks, and idiopathic causes. Arch Ophthalmol. 2000;118: 327–36.

[39] Smith RE, Ganley JP. An epidemiologic study of presumed ocular histoplasmosis. Trans Am Acad Ophthalmol Otolaryngol. 1971;75: 994–1005.

[40] Smith JW, Utz JP. Progressive disseminated histoplasmosis. A prospective study of 26 patients. Ann Intern Med. 1972;76:557–65.

[41] Smith RE, Ganley JP, Knox DL. Presumed ocular histoplasmosis. II. Patterns of peripheral and peripapillary scarring in persons with nonmacular disease. Arch Ophthalmol. 1972;87:251–7.

[42] Spencer WH, Chan CC, Shen DF, Rao NA. Detection of histoplasma capsulatum DNA in lesions of chronic ocular histoplasmosis syndrome. Arch Ophthalmol. 2003;121:1551–5.

[43] Thuruthumaly C, Yee DC, Rao PK. Presumed ocular histoplasmosis. Curr Opin Ophthalmol. 2014;25:508–12.

[44] Toussaint BW, Kitchens JW, Marcus DM, Miller DM, Kingdon ML, Holcomb D, Ivey K. Intravitreal aflibercept injection for choroidal neovascularization due to presumed ocular histoplasmosis syndrome: the Handle Study. Retina. 2018;38:755–63.

[45] Walia HS, Shah GK, Blinder KJ. Treatment of CNV secondary to presumed ocular histoplasmosis with intravitreal aflibercept 2.0 mg injection. Can J Ophthalmol. 2016;51:91–6.

[46] Watzke RC, Claussen RW. The long-term course of multifocal choroiditis (presumed ocular histoplasmosis). Am J Ophthalmol. 1981;91:750–60.

[47] Woods AC, Wahlen HE. The probable role of benign histoplasmosis in the etiology of granulomatous uveitis. Trans Am Ophthalmol Soc. 1959;57:318–43.

第 8 章

黄斑毛细血管扩张症 2 型

Richard F. Spaide

译者：李漫丽

审校：周钟强，董道权

缩　写			
CNTF	睫状神经营养因子	RPE	视网膜色素上皮
MacTel 2	黄斑毛细血管扩张症2型	sFlt-1	可溶性 fms 样酪氨酸激酶-1
MCT	单羧酸盐转运蛋白	TGF	转化生长因子
OCT	光学相干断层扫描	TSP-1	血小板反应蛋白-1
OCTA	光学相干断层扫描血管成像	VRAS	容积成像血管造影和结构
PEDF	色素上皮衍生因子		

 一、简介

黄斑毛细血管扩张症2型（macular telangiectasia Type 2，MacTel 2）是一个简化的术语(Yannuzzi et al.，2006)，是特发性黄斑中央凹旁毛细血管扩张2型的简称。1977年，Gass首次在其出版的《黄斑病立体图谱》里对该病进行了描述，1982年Gass和Oyakawa在 *Arch Ophthalmol* 发表了题为 "*Idiopathic juxtafoveolar retinal telangiectasis*" 的论文，对该病做了进一步的论述（Gass，1977；Gass & Oyakawa，1982）。此类患者眼底表现为中央凹旁视网膜透明度降低、呈灰白色改变，内层视网膜可见结晶样物质沉积，视网膜色素上皮细胞增生迁移，黄斑区色素缺失和中央凹旁视网膜血管进行性异常（Charbel Issa et al.，2008，2009，2013；Helb et al.，2008；Wu et al.，2013；Gass，1997；Gass & Blodi，1993）。其他的视网膜血管异常包括直角静脉、外层视网膜和视网膜下血管增生，部分患者甚至出现中心无血管区消失（Park et al.，1997；Koizumi et al.，2007a）。荧光素血管造影可见受累区域毛细血管扩张伴强荧光。Gass认为在造影早期增厚的毛细血管壁出现荧光素染色是毛细血管表现为血管扩张的原因（Gass，1997）。虽然MacTel 2的血管变化判断是基于荧光素血管造影，但荧光素血管

造影对三层主要的视网膜血管层中的两层显示都较差（Spaide et al.，2015b），对深层毛细血管丛的显影尤为差，荧光素血管造影根本无法显示该层毛细血管。

 二、影像学表现

MacTel 2的特征首先通过彩色眼底照相结合荧光素血管造影来描述，眼底表现为视网膜透明度降低、视网膜变灰，常起自颞侧黄斑中央凹旁区（图8.1～图8.3）。虽然眼底检查时常可看到因毛细血管扭曲、成角所造成的毛细血管扩张，但作为毛细血管扩张标志的微动脉瘤却并不常见。尽管毛细血管扩张和视网膜变灰可能开始于黄斑颞侧，但广泛的黄斑色素缺失在疾病早期就已出现。另外，奇怪的是，黄斑区视网膜变灰在光照下变得不那么明显（Jindal et al.，2015）。MacTel 2的特征性OCT表现是在Gass的早期分类基础上发展起来的。这些OCT特征不仅验证了Gass之前的描述，还有许多新的发现。虽然黄斑区内层视网膜和（或）外层视网膜变薄及囊腔样改变是常见的OCT表现，但部分患者却在无玻璃体牵拉或仅有很少可检出的玻璃体牵拉的情况下进展成了全层黄斑裂孔。这种表现说明该病并非外界牵拉所致，而是病变区域内视网膜自身发生了病变（Cohen et al.，2007；Olson & Mandava，2006；Koizumi et al.，2007a，b）。Gass认为扩张的毛细血管的管壁结构已经发生改变，这会使毛细血管的物质交换受阻（Gass，1997），由此产生的慢性缺血缺氧不仅会导致Müller细胞变性和萎缩，还会导致相应的感光细胞变性和萎缩（Charbel Issa et al.，2013）。Spaide提出MacTel 2患眼黄斑色素会减少（Spaide，1999），这一观点后来通过蓝光照相及两种波长的自发荧光成像得以证实（Charbel Issa et al.，2008；Helb et al.，2008；Wong et al.，2009）。

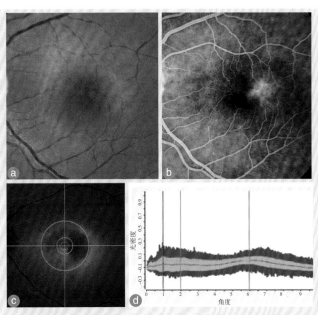

a.黄斑中央凹颞侧视网膜透明度轻微降低。注意黄斑拱环颞下的血管是如何朝向中央凹的。b.荧光素血管造影显示黄斑中央凹颞侧视网膜可见荧光渗漏的成角状微血管。c.尽管病情轻微，两种波长自发荧光图像均显示黄斑区斑点状色素缺失。d.辐射状剖面显示几乎平坦的轮廓

图 8.1 黄斑毛细血管扩张症 2 型早期

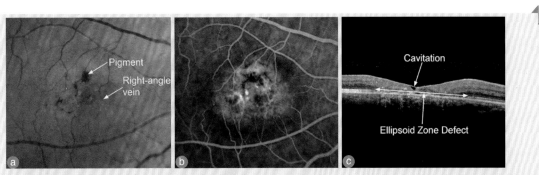

该患者的病情比图8.1患者更严重。a.可见多种形式的色素聚集和直角静脉；b.黄斑中心可见广泛的荧光渗漏及着染；这种情况下关于渗漏的性质曾一度有争议，但中央凹无血管区的染料堆积表明了视网膜物质的染料积聚；c.患者视网膜内可见多个囊腔，但其内界膜完整、椭圆体带大范围缺失。Pigment：色素；Right-angle vein：直角静脉；Cavitation：空洞化形成；Ellipsoid Zone Defect：椭圆体带（E-Z带）缺损

图 8.2 黄斑毛细血管扩张症 2 型

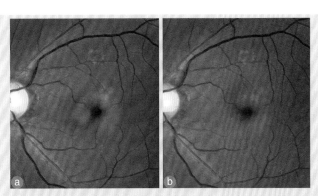

a.注意第一张眼底照片中的中央凹周围不透明；b.在第一张照片之后，患者立刻拍摄了这张照片。黄斑不透明减轻。遮盖该眼，黄斑不透明又重新出现

图 8.3 黄斑不透明度随光照变化

相对具有更多局限性的荧光素血管造影，OCTA能对视网膜各层血管进行分层成像，能对视网膜血流进行深度分析成像。Thorell等及Spaide等是最早对MacTel 2的OCTA特征进行描述的专家，他们强调了病变血管对视网膜深层血管的侵及（Thorell et al.，2014；Spaide et al.，2015a，b）。在更晚期的患者中，视网膜深层和内层血管丛均可见到异常血管。在这两项研究中通过"en-face"对OCT数据进行分层分析，通过视网膜的解剖分层建立数据。OCTA的en- face成像问题在于它依赖于分割。由于黄斑区组织的缺失和分层的破坏，OCTA进行的分层往往是错误的。这就可能导致不止一层的血管被合并为一层的图像；此外，图像可能显示血管缺乏分割区域偏离，最后，en-face成像不显示组织中发生的结构变化。

容积绘制允许使用图像数据的所有层，并不严格依赖于分割（Spaideet al.，2015a，b）。通常，分割的一个元素是通过添加颜色来突出视网膜不同的血管层。容积绘制血管成像和结构OCT是一种较新的方法，它将OCT的结构异常与OCTA的血流信息整合在一起（Spaide，2015；Spaide et al.，2017；Balaratnasingam et al.，2015）。由于血流数据来自结构OCT，因此比例、尺寸和深度的相互关系得以保留。这使得血管异常和结构变化之间的联系得以可视化，并为研究MacTel 2发生的病理变化提供了机会。作为多模态影像的扩展，VRAS OCT可以与更传统的成像方法相结合。

当仅从荧光素血管造影和OCT获得信息时，MacTel 2是一种很难理解的疾病。OCTA特别是使用容积绘制技术提供了更多信息，不仅使这种疾病更容易在心理上形象化、更容易理解，也获得了更多新的发现。主要的发现是旁中央凹的组织收缩、空腔和微空腔的形成、组织丢失、血管受累、荧光渗漏，以及视网膜色素上皮（pigment epithelial，视网膜色素上皮）下血管潜在受累（图8.4，图8.5）（Balaratnasingam et al.，2015）。这些问题将依次讨论。

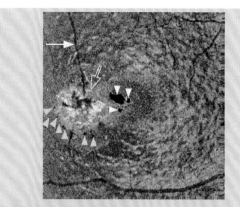

在高反射区上下缘有直角静脉进入（空心箭头）。这一区域的颞侧和下方被一系列微囊腔（黄色箭头）包围。在中央凹内有较大的囊腔（白色箭头）和一些较小的微囊泡

图8.4　图8.2患者右眼的结构OCT（扫描厚度为10 μm）

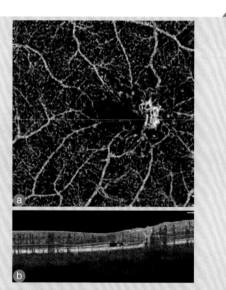

图8.5　与图8.2c为同一眼。图a（en-face图）和图b（带红色血流B-Scan图）显示从下往上一直延伸至外核层的视网膜下新生血管

1. 组织收缩

尽管组织收缩可能是该疾病的继发性现象，但它会导致该病更多显著特征（Spaide et al.，2017，2018）。在MacTel 2患者中，直角静脉是一个更大复合体的一部分。该符合体包括向心性组织收缩，这可能使其周围，尤其是黄斑颞侧的血管扭曲。在一些患眼中，中央凹无血管区缩小甚至几乎完全消失。血管的角度扭曲导致出现毛细血管扩张的外观。仔细检查直角静脉区域的血管，发现毛细血管弯曲成类似插入符号（"∧"）或三

角形顶点的形状。这些棱角分明的图形的尖顶指向一个共同的中心，这个中心没有血管。这种角状特征使毛细血管看起来更像扩张状态。因为收缩发生于侧向，这可能就能解释前面所述的中央凹无血管区缩小。对数年前拍摄的眼底照片进行评估时发现，数年前患者眼底血管的拖曳就已经很明显（图8.6，图8.7）（Spaide et al.，2018）。

结构OCT显示直角静脉起源附近区域的、薄变视网膜组织的反射信号增加。因为高反射信号区域仅有一部分是血管，因此Spaide等认为组织反射信号的增加是由包含上述血管的视网膜组织改变而引起的（Spaide et al.，2018）。可以想象，反射信号增强可能由组织结构的变化引起。因为相对于通常透明的正常视网膜组织，结果紊乱的视网膜组织的光散射更强，进而使组织的反射信号变得更强。正常的视网膜组织成分也有可

能，导致后向散射增加和组织挛缩。根据目前对该疾病过程的了解，Müller细胞功能障碍或丧失是导致MacTel 2的早期步骤之一（Gass，1997；Powner et al.，2010，2013）。在对一些刺激的反应中，作为眼部疾病中必不可少的一部分的Müller细胞不仅可以表现为过度生长、增殖、迁移和产生细胞因子（Brooks et al.，1998；Jingjing et al.，1999），还与中间丝和α-平滑肌肌动蛋白的表达有关（Lewis et al.，1989；Guidry，1997；Guidry et al.，2003）。它们不仅对视网膜血管内皮细胞间紧密连接形成的血-视网膜内屏障具有调节作用（Reichenbach & Bringmann，2010），还与血管细胞一起在重要血管性疾病如增生性糖尿病视网膜病变和增生性玻璃体视网膜病变的发生、发展中起着重要作用（Bai et al.，2009）。

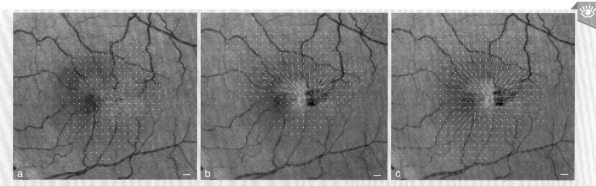

a.随访前6年的向量场。箭头所指方向为黄斑中央凹颞侧。b.随访第6年至第7年翘曲组织的矢量场。注意箭头通常指向视网膜色素沉着区域。c.整个7年随访的向量场。各图右下方的白条长度为250 μm

图8.6　随访期间发生的组织扭曲在向量场中的表现

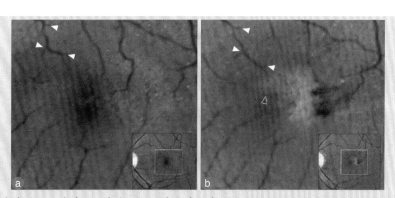

该图与图8.1所示的患者为同一患者。a.基线时的眼底彩色照相图，插图显示该放大图为原始图的具体部位。b.7年后同一部位的眼底彩色照相图。注意血管因牵拉而变直。部分血管被拉入中央凹无血管区（空心箭头）。图a中箭头显示的是视网膜小静脉的分支点。图b中相同的分支点也用箭头显示，注意在这段时间内视网膜血管发生的位移

图8.7　黄斑毛细血管扩张症2型患者7年随访期间血管形态的变化

2. 空腔和微小空腔

MacTel 2的空腔是黄斑组织中的光学空洞（Paunescu et al.，2006）。空腔通常出现在中央凹颞侧、与组织收缩相邻的区域。空腔很可能是由细胞（如Müller细胞）和光感受器细胞的丢失而形成。在MacTel 2中，这两种细胞的丢失已通过组织学证实，内界膜在疾病初期是完整的，悬垂于中央凹组织缺失处的上方。变薄的视网膜的主要细胞成分为残存的Müller细胞和处于不同退化阶段的光感受器细胞。一个奇怪的发现是从一个检查到另一个检查，空腔会有变化（Spaide et al.，2017）。MacTel 2的长期改变为黄斑的变性和萎缩，但随着空腔和空洞的出现与消失，视网膜结构的显著变化意味着这是一个动态的过程。虽然疾病的进程可能主要为退行性改变，但细胞重组和修复可能也同时存在。这可能有助于解释外层视网膜缺损是如何形成和愈合的。由于存在与直角静脉复合体相关联的邻近收缩力，黄斑组织可能处于张力下。在材料科学的断裂研究中（Rogers，1960），韧性材料在应力作用下的塑性变形导致孔隙形成，在持续的应力作用下，孔隙可以合并。虽然黄斑穴蚀现象最终会导致结构破坏，但这仅是MacTel 2患者中黄斑孔形成的一个极端的例子（Koizumi et al.，2007a，b）。这个过程似乎比可塑性材料更复杂（Rogers，1960），因为从一次检查到下一次检查，空腔可以消退。这意味着在这种疾病中，愈合过程可能

与组织变形和空腔形成并行发生。这种视网膜层面的重组可以部分解释MacTel 2患者的黄斑异常分层。

对疾病引起组织损伤的反应性变化可能导致黄斑结构的改变；在黄斑区，通常可见的层状结构变得更加模糊，反射信号强度变化区域随着结构的变化而出现，如椭圆体带的丧失。当然，Müller细胞和光感受器的丧失会导致平常在视网膜中看到的层状结构丧失。黄斑结构的改变可能会将残存细胞成分掩盖。有些MacTel 2患者失去了正常的结构，但仍保持相对良好的视力。这意味着仍然存在有功能的光感受器。

在中央凹之外，MacTel 2患者可能会出现许多小的光学空泡，这些空泡被命名为微空泡（图8.4，图8.8，图8.9）。这些为空泡经常既可位于卵圆形区域内，也可位于血管未受累的区域，其直径通常为50～100 μm。Green及其同事在他们的病例中发现黄斑区颞侧视网膜增厚和水肿，在这些视网膜组织中有一些"微空洞"（Green et al.，1980）。在本病例系列中看到的微空腔可能与Gree等看到的类似，只是分布不同。本病例系列中所见的微空泡占据了"MacTel区"，甚至在没有明显增厚或水肿的区域，而Green等所见的微空泡位于黄斑颞侧。这一病例系列微空腔常位于神经节细胞层、内核层和Henle's纤维层。尽管Müller细胞跨越了这三层，这种现象的具体原因尚不清楚。

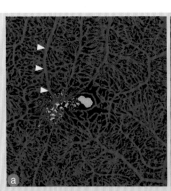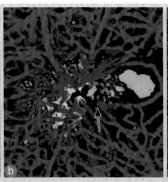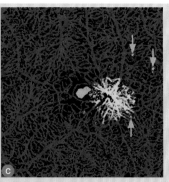

a.该患者眼底可见明显的直角静脉，其最明显部分已经用白箭头标出。中央凹无血管区颞侧的血管是红色的，表明它们位于视网膜深层血管丛水平。在中央凹颞侧附近，内丛状层水平处没有血管。虽然这些血管通常位于内丛状层水平，这意味着这些血管向后发生了移位。另外，中心小凹处可见空泡。b.黄斑中央凹无血管区变小，并向黄斑颞侧的血管变中心偏移。请注意，中央凹周围的血管被拉向血管处的中心，形成有角的图形，它们的顶端（其中一个由空箭头显示）指向血管处的中心。c.从脉络膜侧看，黄色显示的是比视网膜深丛更深的血管。另外，有几个微空腔（绿箭头）

图8.8　58岁黄斑毛细血管扩张症2型患者

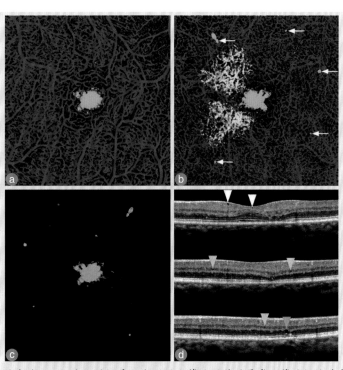

a.显示中央凹区域的一大的空泡；b.从脉络膜侧看，向深层血管丛延伸的异常血管被标为黄色，另外可见许多微空腔（箭头）；c.显示无视网膜血管相伴随的黄斑空泡；d.OCT B-SCAN图，显示神经节细胞层（白箭头）、内核层（黄箭头）和Henle's纤维层（绿箭头）内的微空腔

图8.9　一位44岁黄斑毛细血管扩张症2型患者的体积呈现血管成像和结构OCT

3.荧光渗漏

MacTel 2有中央凹组织的缺失和重构。如果深层毛细血管丛中的血管向视网膜色素上皮方向延伸，到达深层毛细血管丛的更深处，就会出现荧光渗漏（Spaide et al.，2015a，b，2017）。渗漏的第二种机制是血管增生到比深层毛细血管丛更深的外核层。这两种情况都出现在疾病的后期，此时组织已经丧失，剩下的组织已经重构。Müller细胞通过产生促血管生成物质和抗血管生成物质，在从胚胎发育期到成年期均在视网膜血管系统的调控中发挥着重要作用（Eichler et al.，2004）。Müller细胞产生的抗血管生成物质包括转化生长因子（transforming growthfactor，TGF）-β₂、色素上皮衍生因子（pigment epithelium-derived factor，PEDF）和血小板反应蛋白-1（thrombospondin-1，TSP-1）（Eichler et al.，2004；Yafai et al.，2014）。Müller细胞和视网膜色素上皮细胞一样能产生内源性VEGF。光感受器能产生一种可溶性受体即可溶性类膜酪氨酸激酶-1，也就是常说的可溶性类膜酪氨酸激

酶-1（Luo et al.，2013）。它会在外层视网膜与游离VEGF结合，并帮助维持外层视网膜为一个无血管区域。MacTel 2中光感受器的缺失（Powner et al.，2013）会导致外层视网膜可溶性类膜酪氨酸激酶-1水平下降，从而导致VEGF失控，进而引起血管异常的发生。随着细胞衰竭和可能的重排发生，视网膜中可能影响血管增殖和维持的细胞因子及其他物质，以复杂和变化的梯度和相对比例存在，这些因素的相互作用可能导致MacTel 2中所见的异常血管化。

 三、潜在的脉络膜新生血管

在一些眼内，新生血管似乎已经穿透到比视网膜色素上皮更深的区域，并在外层视网膜和视网膜色素上皮下空间中生长（图8.10，图8.11）。这些血管与视网膜下的血管有不同的特征（图8.12）（Balaratnasingam et al.，2015）。很多时候患者有渗出增多的迹象，一些患者有色素上皮脱离。因此，晚期MacTel 2患者的眼底表现与晚期3型脉络膜新生血管患者的眼底相似。

VRAS-OCT提供的影像能够显示视网膜内血管和囊腔之间的三维关系。通过常规OCTA的延展不仅可使能导致黄斑颞侧组织挛缩的力量显示成为可能，也可使对空泡、微空泡形成的理解变得更为深刻。这可以产生一个理论上的模型，可以解释该疾病的许多表现。

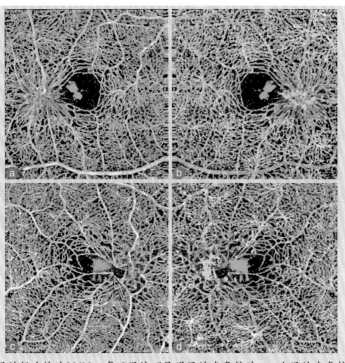

患者，男性，64岁，双眼的视力均为20/30。每只眼均可见明显的直角静脉。a.右眼的直角静脉与视网膜物质的出口点在血管网的连接处，这些血管似乎被吸引成一个中心焦点。视网膜小动脉、小静脉和小血管受累。中央凹无血管区扭曲，似乎被拉向黄斑颞侧。在中央凹无血管区颞侧有一组相邻的（在图像中是重叠的）中央凹空泡（青色）。b.从脉络膜侧看，可见穿透较深的血管（黄色）。该区域对应荧光素晚期染色区域。c.左眼血管牵拉更明显，将中央凹周围的血管拉成一个三角形的顶点（空箭头）。d.从脉络膜侧看，深至深血管丛的血管以黄色显示。左眼的囊腔（青色）有复杂的外边界

图 8.10 黄斑毛细血管扩张症 2 型

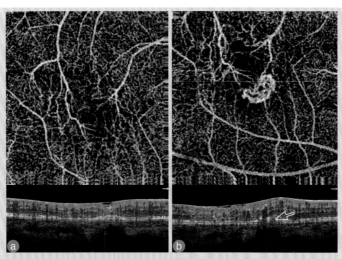

a.患者在初次进行影像检查时未见视网膜下新生血管，但7个月后患者因为视力改变而在此就诊；b.上图为en-face OCT图，可见血管网。下图为超声红色血流覆盖图，显示深层血管增生，外层视网膜有明显血流（空心箭头）

图 8.11 一例 54 岁黄斑毛细血管扩张症 2 型患者的右眼

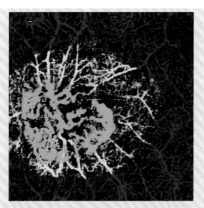

浅层毛细血管丛的血管是蓝色的，深层毛细血管丛是红色的，深层毛细血管丛下的血管丛是黄色的，视网膜色素上皮下的血管丛是绿色的。注意视网膜色素上皮下血管的不同特征（从脉络膜侧看）

图 8.12　1 例合并血管增生的黄斑毛细血管扩张症 2 型患者的容积呈现结构和血管成像 OCT

 四、病理学

　　MacTel 2的病例报告很少，因此我们对这种疾病的了解并不全面。Green和Gass的早期研究强调这是一种血管异常性疾病。但Green等于1980年，对一例因鳞状细胞癌而进行眼球剜除的MacTel 2患者进行研究时却仅见到视网膜毛细血管基底膜的增厚而未见到视网膜毛细血管扩张。也许是因为疾病概念的转变，至少在某些方面的转变，更多的学者开始认为MacTel 2是一种神经退行性疾病。最近的研究表明，其主要病变部位是Müller细胞和光感受器而非视网膜血管。视网膜血管的改变仅为前者的继发性改变。在MacTel 2中Müller细胞和光感受器会减少。在以后的文献中没有提及相应的血管变化。

五、发病机制

　　MacTel 2的发病机制目前尚不清楚，但从流行病学和遗传相关的研究发现一些有趣的线索。有研究发现，与年龄和性别匹配的普通人群相比，MacTel 2患者糖尿病、肥胖、高血压和心血管疾病的患病率增加（Clemons et al.，2013），女性略占多数。

　　一项全基因组分析确定了与MacTel 2相关的常见突变位点（Scerri et al.，2017）。其中的一个

位点被认为与视网膜血管直径相关。另外两个位点与甘氨酸/丝氨酸代谢途径相关。对患者的检测显示，他们的血清甘氨酸和丝氨酸水平低于对照组。

视网膜代谢作为一种可能的病理生理途径

　　视网膜和视网膜色素上皮的代谢既复杂又有趣。视网膜消耗来自光感受器内节椭圆体带的脉络膜毛细血管所供应的葡萄糖和几乎所有的氧气。产生的代谢水和二氧化碳，这两种物质从视网膜外的运输是由视网膜色素上皮的水泵能力和碳酸酐酶帮助的。外节段使用的大部分葡萄糖在糖酵解途径中代谢产生能量和乳酸。光感受器产生大量的乳酸，通过视网膜色素上皮细胞单羧酸转运体（单羧酸盐转运蛋白）转运。虽然乳酸的去除有助于控制视网膜外层的pH值，但它似乎还有另一个重要的作用。当视网膜色素上皮细胞暴露于乳酸盐中时，它们会减少葡萄糖的消耗，因此似乎会将葡萄糖留给光感受器使用（Kanow et al.，2017）。乳酸也可增加视网膜色素上皮对葡萄糖的转运。因此，视网膜和视网膜色素上皮构成了一个新陈代谢的生态系统。随着疾病的发生，视网膜色素上皮消耗的葡萄糖可能会增加，视网膜消耗的葡萄糖则会随之减少。

　　另一种处理光感受器代谢产生乳酸的细胞是Müller细胞。暴露于乳酸中增加Müller细胞的存活率，而单羧酸盐转运蛋白的抑制可消除这种效应（Vohra et al.，2018）。糖酵解引起氧化损伤（这似乎违反直觉）。细胞抗氧化的一个重要机制是单碳代谢。这是一个复杂的依赖叶酸的代谢网络，它利用丝氨酸和甘氨酸，以及其他物质生成还原型烟酰胺腺嘌呤二核苷酸磷酸，还原型烟酰胺腺嘌呤二核苷酸磷酸反过来又在反应中被用来再生细胞抗氧化机制。Müller细胞暴露于轻度氧化应激时，丝氨酸代谢受到抑制，进而使Müller细胞损伤更大（Zhang et al.，2018）。补充外源性丝氨酸和甘氨酸可部分逆转细胞损伤。

　　在Müller细胞、光感受器和潜在的视网膜色素上皮细胞代谢的背景下，与丝氨酸/甘氨酸途径的突变和两者的血清水平降低的遗传关联变得非常有趣。MacTel 2患者的一种可能治疗方法是

使用高水平的丝氨酸作为补充。我们有一个非常重要的理由要对这种方法保持谨慎。其他对糖酵解强烈依赖的已知组织是肿瘤细胞。通过单碳途径所产生的还原型烟酰胺腺嘌呤二核苷酸磷酸对肿瘤线粒体氧化还原稳态至关重要（Ye et al.，2014）。通过丝氨酸合成途径，糖酵解中间体3-磷酸甘油酸可以生成丝氨酸。不上调丝氨酸合成途径酶的癌细胞需要细胞外的丝氨酸来源才能存活（Possemato et al.，2011）。丝氨酸促进肿瘤生长，丝氨酸缺乏能降低肿瘤细胞增殖（Maddocks et al.，2013）。丝氨酸合成途径的激活与肿瘤发生相关（Locasale，2013），这可能是通过相互关联的代谢和表观遗传编程实现的（Kottakis，2016）。在这种情况下，加载大剂量的丝氨酸试图治疗MacTel 2可能具有产生或加速肿瘤生长的风险。

六、治疗

在一项为期5年的随访研究中，Clemons等对MacTel 2的自然病程进行了研究（Clemons et al.，2010），发现MacTel 2的特征是患者视力每年减少1.07个字母（Vujosevic et al.，2018）。视力下降有多个原因。视网膜萎缩、黄斑区中央组织重塑、视网膜下和脉络膜新生血管是视力下降的主要原因，他们与更严重的视力丧失相关。视觉功能受损主要体现在两个方面，即视力下降和中心5×8度视野范围内的暗点（Vujosevic et al.，2018）。MacTel 2患者视野中的暗点与OCT检查中检出的椭圆体带缺失相关（Peto et al.，2018；Heeren et al.，2018）。为了探讨睫状神经营养因子对MacTel 2的治疗安全性及可耐受性，Chew等首次开展了一项将能够缓释睫状神经营养因子的包裹植入小房置入7名病程较晚期的MacTel 2受试者眼内一期临床试验（Chew et al.，2015）。在该一期临床试验成功后，Chew等又在67名患者（99只眼）开展了一项规模更大的对照研究。研究表明，与安慰剂组相比，在研究结束时的第24个月，睫状神经营养因子治疗眼的椭圆体带缺失面积更小（$P=0.04$）（Chew et al.，2019），虽然两组的椭圆体带缺失面积仅相差0.065 mm^2。

这大约是这个句子末尾句号面积的一半。与对照组（每分钟1.3个单词）相比，接受治疗患者的阅读速度下降较少（每分钟13.9个单词）（$P=0.02$）。

患者也可能表现出两种不同形式的新生血管。一种常见的亚型是视网膜下新生血管，这是一种血管在视网膜下的增殖，它们由视网膜循环供血和回流。另一种亚型为视网膜色素上皮下增生，这种类型的新生血管会与脉络膜循环进行吻合。对于这两组脉络膜新生血管，玻璃体内注射抗VEGF药物均可使其渗出减少。

参考文献
（遵从原版图书著录格式）

[1] Bai Y, Ma JX, Guo J, et al. Müller cell-derived VEGF is a significant contributor to retinal neovascularization. J Pathol. 2009;219:446–54.

[2] Balaratnasingam C, Yannuzzi LA, Spaide RF. Possible choroidal neovascularization in macular telangiectasia type 2. Retina. 2015;35:2317–22.

[3] Brooks SE, Gu X, Kaufmann PM, et al. Modulation of VEGF production by pH and glucose in retinal Müller cells. Curr Eye Res. 1998;17:875–82.

[4] Charbel Issa P, Berendschot TT, Staurenghi G, Holz FG, Scholl HP. Confocal blue reflectance imaging in type 2 idiopathic macular telangiectasia. Invest Ophthalmol Vis Sci. 2008;49:1172–7.

[5] Charbel Issa P, van der Veen RL, Stijfs A, Holz FG, Scholl HP, Berendschot TT. Quantification of reduced macular pigment optical density in the central retina in macular telangiectasia type 2. Exp Eye Res. 2009;89:25–31.

[6] Charbel Issa P, Gillies MC, Chew EY, et al. Macular telangiectasia type 2. Prog Retin Eye Res. 2013;34:49–77.

[7] Chew EY, et al. Ciliary neurotrophic factor for macular telangiectasia type 2: results from a phase 1 safety trial. Am J Ophthalmol. 2015;159:659–666.e1.

[8] Chew EY, et al. Effect of ciliary neurotrophic

factor on retinal neurodegeneration in patients with macular telangiectasia type 2. Ophthalmol. 2019;126(4):540–49.

[9] Clemons TE, et al. Baseline characteristics of participants in the natural history study of macular telangiectasia (MacTel) MacTel Project Report No. 2. Ophthalmic Epidemiol. 2010;17:66–73.

[10] Clemons TE, et al. Medical characteristics of patients with macular telangiectasia type 2 (MacTel Type 2) MacTel project report no. 3. Ophthalmic Epidemiol. 2013;20:109–13.

[11] Cohen SM, Cohen ML, El-Jabali F, Pautler SE. Optical coherence tomography findings in nonproliferative group 2a idiopathic juxtafoveal retinal telangiectasis. Retina. 2007;27:59–66.

[12] Eichler W, Yafai Y, Wiedemann P, et al. Angiogenesis-related factors derived from retinal glial (Müller) cells in hypoxia. Neuroreport. 2004;15:1633–7.

[13] Gass JDM. Stereoscopic atlas of macular diseases. Diagnosis and treatment. St. Louis: C.V. Mosby Company; 1977. p. 268.

[14] Gass JDM. Stereoscopic atlas of macular diseases: diagnosis and treatment, vol. 1. 4th ed. St. Louis: Mosby; 1997.

[15] Gass JD, Blodi BA. Idiopathic juxtafoveolar retinal telangiectasis. Update of classification and follow-up study. Ophthalmology. 1993;100:1536–46.

[16] Gass JD, Oyakawa RT. Idiopathic juxtafoveolar retinal telangiectasis. Arch Ophthalmol. 1982;100:769–80.

[17] Green WR, Quigley HA, De la Cruz Z, Cohen B. Parafoveal retinal telangiectasis. Light and electron microscopy studies. Trans Ophthalmol Soc U K. 1980;100(Pt 1):162–70.

[18] Guidry C. Tractional force generation by porcine Müller cells. Development and differential stimulation by growth factors. Invest Ophthalmol Vis Sci. 1997;38:456–68.

[19] Guidry C, Bradley KM, King JL. Tractional force generation by human Müller cells: growth factor responsiveness and integrin receptor involvement. Invest Ophthalmol Vis Sci. 2003;44:1355–63.

[20] Heeren TFC, Kitka D, et al. Longitudinal correlation of ellipsoid zone loss and functional loss in macular telangiectasia Type 2. Retina. 2018;38(Suppl 1):S20–6.

[21] Helb HM, Charbel Issa P, Van Der Veen RL, Berendschot TT, Scholl HP, Holz FG. Abnormal macular pigment distribution in type 2 idiopathic macular telangiectasia. Retina. 2008;28:808–16.

[22] Jindal A, et al. A novel clinical sign in macular telangiectasia type 2. Ophthalmic Surg Lasers Imaging Retina. 2015;46(1):134–6.

[23] Jingjing L, Xue Y, Agarwal N, Roque RS. Human Müller cells express VEGF183, a novel spliced variant of vascular endothelial growth factor. Invest Ophthalmol Vis Sci. 1999;40: 752–9.

[24] Kanow MA, Giarmarco MM, Jankowski CS, et al. Biochemical adaptations of the retina and retinal pigment epithelium support a metabolic ecosystem in the vertebrate eye. Elife. 2017;6. pii: e28899.

[25] Koizumi H, Cooney MJ, Leys A, Spaide RF. Centripetal retinal capillary proliferation in idiopathic parafoveolar telangiectasis. Br J Ophthalmol. 2007a;91:1719–20.

[26] Koizumi H, Slakter JS, Spaide RF. Full-thickness macular hole formation in idiopathic parafoveal telangiectasis. Retina. 2007b;27:473.

[27] Kottakis F. LKB1 loss links serine metabolism to DNA methylation and tumorigenesis. Nature. 2016;539:390–5.

[28] Lewis GP, Erickson PA, Guérin CJ, et al. Changes in the expression of specific Müller cell proteins during long-term retinal detachment. Exp Eye Res. 1989;49:93–111.

[29] Locasale JW. Serine, glycine and one-carbon units: cancer metabolism in full circle. Nat Rev Cancer. 2013;13:572–83.

[30] Luo L, Uehara H, Zhang X, et al. Photoreceptor avascular privilege is shielded by soluble VEGF receptor-1. Elife. 2013;2:e00324.

[31] Maddocks OD, Berkers CR, et al. Serine starvation induces stress and p53-dependent metabolic remodelling in cancer cells. Nature.

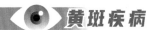

2013;493:542–6.

[32] Olson JL, Mandava N. Macular hole formation associated with idiopathic parafoveal telangiectasia. Graefes Arch Clin Exp Ophthalmol. 2006;244: 411–2.

[33] Park DW, Schatz H, McDonald HR, Johnson RN. Grid laser photocoagulation for macular edema in bilateral juxtafoveal telangiectasis. Ophthalmology. 1997;104:1838–46.

[34] Paunescu LA, Ko TH, Duker JS, et al. Idiopathic juxtafoveal retinal telangiectasis: new findings by ultrahigh-resolution optical coherence tomography. Ophthalmology. 2006;113:48–57.

[35] Peto T, Heeren TFC, et al. Correlation of clinical and structural progression with visual acuity loss in macular telangiectasia Type 2: MacTel Project Report No. 6-The MacTel Research Group. Retina. 2018;38(Suppl 1): S8–S13.

[36] Possemato R, Marks KM, et al. Functional genomics reveal that the serine synthesis pathway is essential in breast cancer. Nature. 2011;476:346–50.

[37] Powner MB, Gillies MC, et al. Perifoveal Müller cell depletion in a case of macular telangiectasia type 2. Ophthalmology. 2010;117: 2407–16.

[38] Powner MB, Gillies MC, Zhu M, et al. Loss of Müller's cells and photoreceptors in macular telangiectasia type 2. Ophthalmology. 2013;120:2344–52.

[39] Reichenbach A, Bringmann A. Müller cells in the healthy retina. In: Müller cells in the healthy and diseased retina. New York: Springer Science + Business Media, LLC; 2010.

[40] Rogers HC. The tensile fracture of ductile metals. Trans Metall Soc AIME. 1960;218: 498–506.

[41] Scerri TS, Quaglieri A, et al. Genome-wide analyses identify common variants associated with macular telangiectasia type 2. Nat Genet. 2017;49:559–67.

[42] Spaide RF. Aneurysms and telangiectasias. In: Spaide RF, editor. Diseases of the retina and vitreous. Philadelphia: WB Saunders Company; 1999.

[43] Spaide RF. Volume-rendered angiographic and structural optical coherence tomography. Retina. 2015;35:2181–7.

[44] Spaide RF, Klancnik JM Jr, Cooney MJ, Yannuzzi LA, Balaratnasingam C, Dansingani KK, Suzuki M. Volume-rendering optical coherence tomography angiography of macular telangiectasia type 2. Ophthalmology. 2015a;122:2261–9.

[45] Spaide RF, Klancnik JM Jr, Cooney MJ. Retinal vascular layers in macular telangiectasia type 2 imaged by optical coherence tomographic angiography. JAMA Ophthalmol. 2015b;133: 66–73.

[46] Spaide RF, Suzuki M, Yannuzzi LA, Matet A, Behar-Cohen F. Volume-rendered angiographic and structural optical coherence tomography angiography of macular telangiectasia type 2. Retina. 2017;37:424–35.

[47] Spaide RF, Marco RD, Yannuzzi LA. Vascular distortion and dragging related to apparent tissue contraction in macular telangiectasis type 2. Retina. 2018;38(Suppl 1):S51–60.

[48] Thorell MR, Zhang Q, Huang Y, et al. Swept-source OCT angiography of macular telangiectasia type 2. Ophthalmic Surg Lasers Imaging Retina. 2014;45:369–80.

[49] Vohra R, Aldana B, et al. Essential roles of lactate in Müller cell survival and function. Mol Neurobiol. 2018;55:9108–21.

[50] Vujosevic S, Heeren TFC, et al. Scotoma characteristics in macular telangiectasia Type 2: MacTel Project Report No. 7-The MacTel Research Group. Retina. 2018;38(Suppl 1): S14–9.

[51] Wong WT, Forooghian F, Majumdar Z, Bonner RF, Cunningham D, Chew EY. Fundus autofluorescence in type 2 idiopathic macular telangiectasia: correlation with optical coherence tomography and microperimetry. Am J Ophthalmol. 2009;148:573–83.

[52] Wu L, Evans T, Arevalo JF. Idiopathic macular telangiectasia type 2 (idiopathic juxtafoveolar

retinal telangiectasis type 2A, Mac Tel 2). Surv Ophthalmol. 2013;58:536–59.

[53] Yafai Y, Eichler W, Iandiev I, et al. Thrombospondin-1 is produced by retinal glial cells and inhibits the growth of vascular endothelial cells. Ophthalmic Res. 2014;52:81–8.

[54] Yannuzzi LA, Bardal AM, Freund KB, Chen KJ, Eandi CM, Blodi B. Idiopathic macular telangiectasia. Arch Ophthalmol. 2006; 124:450–60.

[55] Ye J, Fan J, et al. Serine catabolism regulates mitochondrial redox control during hypoxia. Cancer Discov. 2014;4:1406–17.

[56] Zhang T, Gillies MC, et al. Disruption of de novo serine synthesis in Müller cells induced mitochondrial dysfunction and aggravated oxidative damage. Mol Neurobiol. 2018; 55:7025–37.

第
8
章

第 9 章

中心凹旁渗出性
血管异常复合体

Riccardo Sacconi，Eleonora Corbelli，
Lea Querques，Eric H. Souied，Francesco Bandello，
Giuseppe Querques

译者：周钟强

审校：李漫丽，董道权

缩　写			
AMD	年龄相关性黄斑变性	IPL	内丛状层
CME	囊样黄斑水肿	OCT	光学相干断层扫描
CNV	脉络膜新生血管	OCTA	光学相干断层扫描血管成像
DCP	深层毛细血管丛	OPL	外丛状层
FA	荧光素血管造影	PEVAC	中心凹旁渗出性血管异常复合体
GCC	神经节细胞复合体	RPE	视网膜色素上皮
ICGA	吲哚菁绿血管造影	SCP	浅层毛细血管层
INL	内核层	VEGF	血管内皮生长因子

一、简介

中心凹旁渗出性血管异常复合体（perifoveal exudative vascular anomalous complex，PEVAC）是单眼发生的中心凹旁孤立的视网膜血管瘤。它是一种特殊且罕见的病种，无法归类于以往报道过的任何一种黄斑疾病，多见于无糖尿病视网膜病变、视网膜静脉阻塞（retinal vein occlusion，RVO）或炎症性疾病的"健康人群"。根据其定义，PEVAC常见于无高血压、糖尿病及其他全身和局部血管病变的个体，然而，患有PEVAC的眼睛可能合并出现其他黄斑疾病，包括AMD(40%的病例)或病理性近视(13%的病例)。除了AMD与病理性近视，目前尚未见其他与PEVAC合并存在的视网膜疾病。患者被诊断为PEVAC的年龄变异很大。由于老年人患PEVAC明显高于年轻人，因此PEVAC的平均患病年龄为（71±13）岁（Sacconi et al.，2017）。

2011年，Querques及其同事首次报道了2名孤立性的PEVAC病例（分别为82岁女性和52岁男性），并对2名患者的血管造影及OCT特征进行了描述（Querques et al.，2011）。最近，在2017年，Sacconi及其助手对PEVAC进行了详细分析，并对15名患者基线时期的OCTA等多模态影像表现及数个病例随访时的多模态影像表现进行了详细报道（Sacconi et al.，2017）。PEVAC这种少见的疾病与糖尿病性视网膜病变、高血压性视网膜病变、视网膜静脉阻塞、炎症性疾病及血液恶液质的主要鉴别点为其特征性的眼底表现即中心凹旁视网膜血管异常。除此之外，虽然PEVAC与3型脉络膜新生血管同时出现的概率很小，但仍需与3型脉络膜新生血管进行鉴别。

PEVAC患者的主要临床症状为囊样黄斑水肿引起的视力下降，尽管在极少数情况下，患者可能没有临床症状，黄斑区也没有渗出迹象。

该病的病程稳定，即便进行抗VEGF治疗患者的视力也不会有明显改善。

二、发病机制

PEVAC是一种特异性中心凹旁起源不明的血管瘤。虽然多模态影像已为更好地理解PEVAC的病理生理机制提供了一个良好的平台，但目前其发病机制仍不清楚。根据临床和影像学的发现，以及未在该病找到毛细血管缺血或炎症的证据，目前主要认为PEVAC是在无其他视网膜血管疾病患者黄斑区发生的因局灶性、进行性内皮细胞损伤所致的疾病。这也就可以解释为什么PEVAC对抗VEGF治疗没有反应（Sacconi et al.，2017）。

三、临床特征

在进行临床诊断时，PEVAC主要和OCT证实的黄斑囊样水肿所致的视力下降相关。但是，在部分无任何临床表现的病例中，PEVAC仅在临床常规检查中被检出及诊断。在对PEVAC及其他视网膜血管性疾病进行鉴别时多模态影像是必不可少的方法。

1. 多模态影像特征

（1）彩色眼底照相及炫彩眼底照相

PEVAC通常表现为影响健康人群的单侧眼的、中心凹旁的、大的微血管异常，多数患者病灶单一，但少数患者也可在同一眼见到2个病灶，常表现为小的视网膜出血、视网膜内渗出，部分患者也可表现为硬性渗出（图9.1）。病灶通常位于中心小凹外500 μm以内的区域，但也有部分病例病灶位于中心小凹外500～1500 μm的区域。

（2）眼底荧光素血管造影和吲哚菁绿血管造影

荧光素血管造影表现为边界清晰的强荧光病灶（为孤立的视网膜血管扩张所致），随时间延长出现荧光渗漏（图9.2）。吲哚菁绿血管造影通常也和荧光素血管造影一样，表现为点状强荧光，但即便在造影后期也无明显荧光渗漏（图9.2）。

（3）结构OCT

PEVAC为圆形高反射病灶，其周围有一层高反射的囊壁，周围伴有内含不同反射信号的囊腔（图9.3～图9.5）。在大多数患者中，PEVAC位于外丛状层（outer plexiform layer，OPL）与内核层（inner nuclear layer，INL）之间，但在某些患者中，它也位于内丛状层甚至延伸到神经节细胞复合体。视网膜内囊腔通常围绕着PEVAC。与之相反，病灶下的视网膜下积液很少见到报道。在结构OCT上，丝毫见不到脉络膜新生血管的踪影。

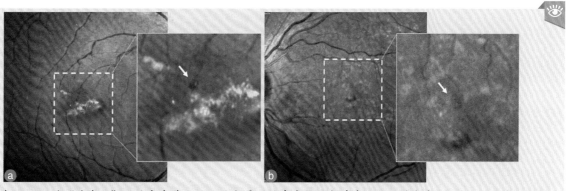

a.为罹患PEVAC的"健康人"，该患者黄斑区可见大量硬性渗出但不合并其他视网膜疾病；b.为同时罹患AMD和PEVAC的患者。箭头为孤立的微血管瘤

图9.1　炫彩眼底照相显示2名不同患者的中心凹旁孤立的动脉瘤样病灶

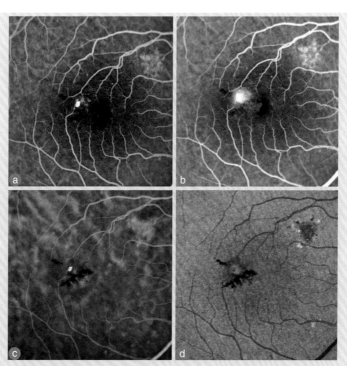

眼底荧光素血管造影（a，b）和吲哚菁绿血管造影（c，d）显示边界清晰的强荧光病灶，随时间延长在荧光素血管造影后期出现荧光渗漏（b），但吲哚菁绿血管造影后期无明显荧光渗漏（d）

图9.2　眼底荧光素血管造影和吲哚菁绿血管造影

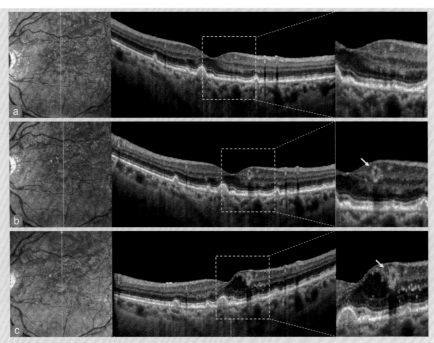

a.在基线时，未见明显病灶；b、c.在6个月随访时，结构OCT显示有高反射信号囊壁的圆形病灶（箭头）；6个月后上述病灶周围出现视网膜内囊腔及硬性渗出（b）

图9.3 经过黄斑中心小凹的垂直线扫描结构OCT显示同时罹患 AMD 和 PEVAC 的 PEVAC 病灶

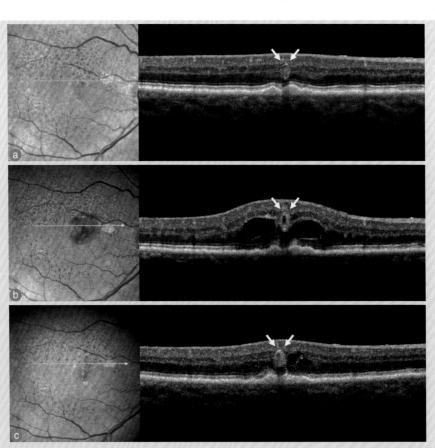

a.结构OCT显示在基线时有高反射信号囊壁的圆形病灶（箭头），即彩照显示的PEVAC病灶尚未合并视网膜内囊腔；b.在第8个月随访时，PEVAC病灶周围出现视网膜内囊腔；c.第11个月随访时，PEVAC病灶周围的部分视网膜内囊腔出现自行消退

图9.4 基线及所有随访时间点经过 PEVAC 病灶的水平线扫描结构 OCT 表现

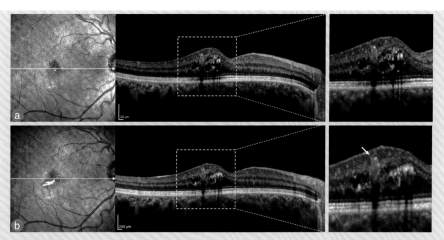

基线（a）和3次玻璃体内注射药物（雷珠单抗）后（b）的结构OCT均显示有高反射信号囊壁的圆形病灶（箭头），合并视网膜内囊腔及硬性渗出，说明抗VEGF治疗对PEVAC无效

图9.5　基线及第3次玻璃体内注射药物（雷珠单抗）术后1个月（第4个月）随访时经过PEVAC病灶的水平线扫描结构OCT表现

（4）OCTA

OCTA是一种新型无创检测工具，不仅能够对视网膜血管流量进行深度分析，也能对视网膜毛细血管丛进行分层分析。OCTA显示PEVAC为一个独立的、大的、扩张的血管团样结构。研究表明，17%的患者能在浅层毛细血管层内检测到血流信号，33%的患者能在深层毛细血管层内检测到血流信号，33%的患者能在浅、深层毛细血管层内同时检测到血流信号，剩余的17%的患者能在深层毛细血管层及无血管层内同时检测到血流信号（图9.6，图9.7）。PEVAC的另一特点是分布在视网膜毛细血管稀疏的周围区域。可是，OCTA尚不能检测到视网膜毛细血管与脉络膜毛细血管间吻合支的血流信号。在能扫描到的脉络膜毛细血管处遮盖效应持续存在（图9.7）。OCTA未在病灶区域外的区域发现其他黄斑异常。

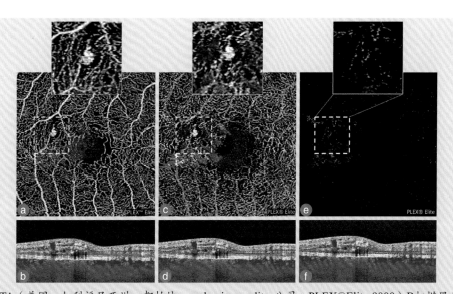

图9.6　与OCTA（美国，加利福尼亚州，都柏林，carl zeiss meditec公司，PLEX®Elite 9000）B扫描显示的具有良好流动性的、孤立的、扩张的PEVAC病灶相对应，血流成像在浅层毛细血管（a、b）和深层毛细血管（c、d）均检测到血流信号，但在无血管层未检测到血流信号（e、f）

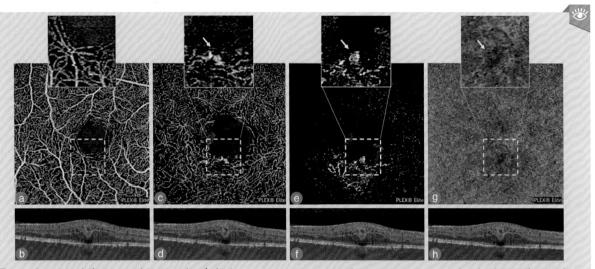

图9.7　与OCTA（美国，加利福尼亚州，都柏林，carl zeiss meditec公司，PLEX®Elite 9000）B扫描显示的孤立的、扩张的PEVAC病灶相对应，血流成像在浅层毛细血管未检测到血流信号（a、b），在深层毛细血管（c、d）和无血管均检测到血流信号（e、f），但在脉络膜毛细血管的可检测部分却表现为遮蔽效应（g、h）

2. 鉴别诊断

PEVAC被定义为在无视网膜血管性及炎症性疾病存在的情况下于黄斑中心凹旁出现的、大的、孤立的血管瘤样改变。众所周知，视网膜大动脉瘤可能与其他视网膜血管性疾病如视网膜静脉阻塞、糖尿病视网膜病变及炎症性疾病相关（Verougstraete et al., 2001; Yamanaka et al., 2004; Bourhis et al., 2010）。因此，在上述这些疾病中出现的视网膜血管瘤不应被定义为PEVAC（Verougstraete et al., 2001; Yamanaka et al., 2004; Bourhis et al., 2010）。

PEVAC应该被归为黄斑区特异性视网膜血管异常这一类疾病谱。但是，PEVAC不应该被误诊为黄斑区毛细血管扩张1型或其1个亚型。黄斑区毛细血管扩张1B型，也被Gass和Blodi定义为"可视的、渗出性的、局灶性、特发性中心凹旁毛细血管扩张症"（Gass & Blodi, 1993），其特点为局限于2个时钟位范围内的位于黄斑中心凹旁的局灶性渗出性毛细血管扩张并同时累及浅层毛细血管区域和深层毛细血管区域的视网膜微血管病变。相反，PEVAC的特征是孤立且界线清晰的血管瘤样异常，其附近区域视网膜毛细血管稀疏但无视网膜毛细血管瘤和（或）毛细血管扩张。另外，黄斑区毛细血管扩张1型常发生于年轻患者且对抗VEGF治疗有效（Gamulescu et al., 2008）。相反，PEVAC常发生于老年患者且

通常对各种抗VEGF治疗（如玻璃体内注射雷珠单抗或阿柏西普）没有反应（Gamulescu et al., 2008）。

PEVAC也容易和3型黄斑区新生血管，特别是尚无渗出的3型黄斑区新生血管（Sacconi et al., 2018）或1期3型脉络膜新生血管，特别是仅有少量视网膜内液的1期3型脉络膜新生血管相混淆（Su et al., 2016）。但是，这些早期3型脉络膜新生血管同时向视网膜色素上皮生长并伴随进行性渗出（Su et al., 2016）。实际上，视网膜色素上皮的受损可能才是大量渗出的原因（Su et al., 2016）。相反，PEVAC往往局限于视网膜层间并对抗VEGF治疗无反应（Sacconi et al., 2017），但3型脉络膜新生血管对抗VEGF治疗反应良好（Kuehlewein et al., 2015; Phasukkijwatana et al., 2017）。另外，结构OCT上，PEVAC和3型脉络膜新生血管在形态上存在巨大差异。PEVAC病灶表现为动脉瘤样异常也就是孤立的圆形病灶周围有一层高反射信号的囊壁，囊壁周围伴有内含不同反射信号的囊腔（图9.3～图9.5），而3型脉络膜新生血管表现为由深层毛细血管向视网膜色素上皮生长的高反射病灶（Sacconi et al., 2018）。

有趣的是，部分PEVAC会在AMD患者眼底出现，但PEVAC很少同时在远离3型脉络膜新生血管病灶的区域出现。因为两个病灶位置相差甚

远，因此作者认为在已报道的病例中3型脉络膜新生血管仅与AMD相关，而与PEVAC毫无关系（Sacconi et al.，2017）。

 ## 四、治疗

由于PEVAC非常罕见，人们对其正确的治疗知之甚少。

1. 观察

该病病程稳定，在不进行任何药物及手术治疗后的1年，患者黄斑中心凹旁的结构和功能既没有显著性好转也没有显著性恶化（Sacconi et al.，2017）。但是，在随访期间一些病例的囊样黄斑水肿在一定程度上发生了自行好转（图9.4）。

2. 药物治疗

目前，尚无临床证据表明玻璃体内注射抗VEGF类药物对PEVAC有效（图9.5）。在Sacconi及其助手的病例系列研究（Sacconi et al.，2017）中，尽管对3名患者进行了抗VEGF治疗（其中，对2名患者进行了3次玻璃体内雷珠单抗注射术，1名患者进行了3次玻璃体内阿柏西普注射术），但在随访中，3名患者的PEVAC仍然持续存在。另外，3名患者的囊样黄斑水肿持续存在，眼部结构及功能也未得到任何改善。

参考文献
（遵从原版图书著录格式）

[1] Bourhis A, Girmens JF, Boni S, et al. Imaging of macroaneurysms occurring during retinal vein occlusion and diabetic retinopathy by indocyanine green angiography and high resolution optical coherence tomography. Graefes Arch Clin Exp Ophthalmol. 2010;248: 161–6.

[2] Gamulescu MA, Walter A, Sachs H, Helbig H. Bevacizumab in the treatment of idiopathic macular telangiectasia. Graefes Arch Clin Exp Ophthalmol. 2008;246:1189–93.

[3] Gass JD, Blodi BA. Idiopathic juxtafoveolar retinal telangiectasis. Update of classification and follow-up study. Ophthalmology. 1993;100: 1536–46.

[4] Kuehlewein L, Dansingani KK, de Carlo TE, et al. Optical coherence tomography angiography of type 3 neovascularization secondary to age-related macular degeneration. Retina. 2015;35: 2229–35.

[5] Phasukkijwatana N, Tan ACS, Chen X, Freund KB, Sarraf D. Optical coherence tomography angiography of type 3 neovascularisation in age-related macular degeneration after antiangiogenic therapy. Br J Ophthalmol. 2017; 101:597–602.

[6] Querques G, Kuhn D, Massamba N, Leveziel N, Querques L, Souied EH. Perifoveal exudative vascular anomalous complex. J Fr Ophtalmol. 2011;34:559.e1–4.

[7] Sacconi R, Freund KB, Yannuzzi LA, et al. The expanded spectrum of perifoveal exudative vascular anomalous complex. Am J Ophthalmol. 2017;184:137–46.

[8] Sacconi R, Sarraf D, Garrity S, et al. Nascent type 3 neovascularization in age-related macular degeneration. Ophthalmol Retina. 2018;2: 1097–106.

[9] Su D, Lin S, Phasukkijwatana N, et al. An updated staging system of type 3 neovascularization using spectral domain optical coherence tomography. Retina. 2016;36(Suppl 1):S40–9.

[10] Verougstraete C, Snyers B, Leys A, Caspers-Velu LE. Multiple arterial ectasias in patients with sarcoidosis and uveitis. Am J Ophthalmol. 2001;131:223–31.

[11] Yamanaka E, Ohguro N, Kubota A, Yamamoto S, Nakagawa Y, Tano Y. Features of retinal arterial macroaneurysms in patients with uveitis. Br J Ophthalmol. 2004;88:884–6.

第 10 章

光损伤性视网膜病变

Priya Sharma and Caroline Baumal

译者：牛　超

审校：董道权

缩　写			
CNV	脉络膜新生血管	IR	红外线
ELM	外界膜	OCT	光学相干断层扫描
FA	荧光素血管造影	RPE	视网膜色素上皮
FDA	食品药品监督管理局	UV	紫外线

一、简介

　　光与视网膜的相互作用会导致视网膜的机械损伤，称为光损伤性视网膜病变。光损伤性视网膜病变包括一系列由光损伤所致的视网膜疾病。导致光损伤的激发光源多种多样，包括太阳光、激光笔、焊接电弧甚至眼科设备。损伤的严重程度通常与光照射持续时间、光波波长及光照强度相关，因此损伤后的视力恢复存在较大差异。因为患者虹膜色素不同、瞳孔收缩程度不同、靶组织对光线的吸收不同，视网膜光损伤程度也不尽相同。在此，我们将讨论光损伤性视网膜病变的各种发病机制、临床特征及预防方法。

二、光的特性及光损伤的机制

　　可见光的波长为 400 ~ 760 nm，波长介于 200 ~ 400 nm 的光称为紫外线（ultraviolet，UV），波长 > 760 nm 的光称为红外线（infrared，IR）。视网膜的光损伤通常由紫外线和红外线引起。眼组织自身固有的预防光损伤作用，包括角膜组织可吸收紫外线和红外线辐射，晶状体和眼底叶黄素可吸收紫外线和可见蓝光辐射（Mainster，1987；Boettner & Wolter，1962）。脉络膜的温度调节和虹膜的瞳孔收缩是另外一种防御光损伤的机制（Mainster，1987）。因为年轻人的晶状体透明，光线入射到视网膜无任何阻碍，因此相对于中老年人，年轻人视网膜光损伤的风险更高。

　　光引起视网膜损伤主要包括3种方式：光爆破作用、光凝固作用及光化学作用。总的来说，光对眼组织的损伤取决于光波波长、光照时间、

光照强度（W/cm²）和靶组织对光的吸收程度（Mainster et al.，1983）。光爆破是机械性损伤的一种，由高强度光照在极短时间内（10^{-12} ~ 10^{-9} s）作用于靶组织后引起组织崩解的电离效应，形成离子体。光爆破是掺钕钇铝石榴石（Nd：YAG）激光的主要作用机制。Nd：YAG激光除用于白内障术后混浊晶体后囊切开，也用于闭角型青光眼周边虹膜切开（也称为激光虹膜周切术）。光热凝组织损伤发生在当组织暴露于一定光照度的光线下一定时间使靶组织温度升高，这种温度升高至一定程度将导致被照射组织的蛋白质变性、细胞坏死（White et al.，1971；Priebe et al.，1975）。光热凝的组织效应的一个例子即视网膜光凝，这是在增殖性视网膜血管疾病中诱导产生视网膜组织破坏的主要作用机制。光损伤的最后一种形式是光化学损伤。光化学损伤常在中低光照强度和波长较短的情况下发生，紫外线照射下特别容易发生。短波长光通过光子吸收产生激发态，在目标组织中引起光化学反应。短波长的光通过激发靶组织吸收的光谱中某些波长的光子而导致光化学损伤的发生。特殊波长的光通过激发血液中的光敏剂如维替泊芬，使视网膜组织发生光化学反应进而达到治疗目的。这就是光动力疗法的主要作用机制。人们采用不同的方法将这些光导致的损伤有意识地运用于特定模式的眼部激光治疗中。然而，即使与上述激光治疗的光学作用机制相同，激光的不当使用也会造成不可逆的光损伤。组织在暴露于光照后也会因为一种以上的作用机制而导致光损伤。例如，日光导致视网膜损害的机制就可能既有光热效应也有光化学效应。

三、临床特点

　　光损伤性视网膜病变的表现多种多样，不同的患者、不同的光照所表现出的临床表现不同。与视网膜光损伤相关的患者因素包括患眼色素沉着、患者体温、患眼所含光敏剂的量，以及患眼自身具备的、抵御光损伤的防御系统完整与否。与视网膜光损伤相关的光照因素包括光波波长、光照时间、光照强度及光照面积。轻度视网膜光

损伤可能毫无症状。患者可能只在眼部检查时发现视力下降、中心暗点或红视症。因为毫无临床症状，轻症光损伤患者或亚临床光损伤患者可能完全不知道曾受到光损伤。患者仅在接受眼底检查时发现视网膜色素上皮改变和（或）中央凹损伤。这些视网膜光损伤表现可能在伤后数小时、数天仍不明显，部分轻症患者甚至在眼部检查时也不能检查出这些光损伤表现。OCT是视网膜光损伤最敏感的检查手段。多重高分辨OCT扫描应直接对病损区域进行扫描以检出细微的病变。OCT通常表现为外层视网膜包括外界膜、嵌合体带和（或）椭圆体带破坏。视力恢复是可能的，虽然恢复程度因受伤时伤情的轻重不同而存在显著差异。使用四环素衍生物和补骨脂素等光敏剂的患者可能更容易受到光损伤。

1. 日光性视网膜病变

日光性视网膜病变是由太阳光间接或直接照射所致的一种视网膜光损伤。它与宗教相关的日光浴、精神疾病、精神障碍，以及长时间暴露于日光下却不进行任何眼部防护相关的活动如滑雪或航海。因为太阳光线聚焦于黄斑中央凹一段时间后黄斑区视网膜才会因为温度上升而受到损伤，因此日光性视网膜病变的发生具有一个发病阈值。太阳光通过3 mm瞳孔进入眼内会使视网膜的温度升高4 ℃，但这升高的4 ℃因为尚未到达黄斑区视网膜损伤的阈值因此不会造成视网膜损伤。相反，太阳光通过散大的瞳孔进入眼内会使视网膜的温度升高22 ℃，而这升高的22 ℃因为已经超过黄斑区视网膜损伤的阈值，因此会造成视网膜损伤（White et al.，1971）。因为散大的瞳孔会使太阳光线毫无障碍地进入眼内到达视网膜，因此日光性视网膜病变常发生于瞳孔较大的患者（White et al.，1971）。

患者的眼部症状常在光线照射后不久出现，且常为双侧同时发生。急性症状如视物变形、中心暗点及视物模糊常在光线照射后的数小时内出现。临床体征可能很轻微，也可能很严重。在严重的病例中，眼底检查时可见中央凹下视网膜色素上皮的改变（图10.1a，图10.1b）。眼底荧光素血管造影可表现为中央凹区的不伴荧光渗漏的窗样缺损（图10.1c，图10.1d，图10.2a，图10.2b）。OCT常表现为中央凹处椭圆体带断裂，但无视网膜内水肿（图10.1c，图10.1d，图10.2a，图10.2b）。虽然视物变形将永远存在、视力相关的后遗症也会经久不消，但在发病数月内视力常会有所改善。慢性视网膜色素上皮斑可见于既往多次日光注视的患者。在既往曾多次进行日光浴患者的黄斑区常能见到慢性色素沉着。

日食性视网膜病变是日光性视网膜病变一个广为人知的亚型。当月球行驶于地球和太阳之间时，太阳光线将被月球遮挡，月球后的阴影落在地球的部分从而形成日食。这种壮观的景象常会吸引人们去观看，但因为发生日食时的光照度强、人们观看日食的时间长，因此人们如果在不对眼睛进行防护的情况下就直接观看日食往往会导致日食性视网膜病变。2017年8月21日发生于美国境内的日全食之前，为了防止人们因不佩戴合格的防护眼镜而发生日食性视网膜病变，美国举行了一场声势浩大的集中宣传活动。日食性视网膜病变的表现与日光性视网膜病变相似，眼底检查常可见到中央凹旁的轻微改变，OCT常可见到外层视网膜组织中断（图10.3）。

2. 激光和手持激光笔损伤

当激光不经意间直接射入眼内时，会造成视网膜损伤，导致视力突然丧失。激光所致的视网膜光损伤变异颇多，激光损伤的致病机制不同，激光损伤的严重程度及长期愈合也不同。第一种激光相关性光视网膜损伤与工业激光有关，工业激光，功率大，通过光凝固作用而对视网膜造成损伤。这通常是由于没有佩戴防护眼镜或激光的定位错误所致。第二种激光相关性视网膜光损伤与手持激光器相关，这些激光笔的质量常常不符合美国国家标准协会（American National Standards Institute，ANSI）规定，激光能量也比ANSI所规定的更高。这些类型的激光器通常是从海外或互联网上获得。最后一种激光相关的视网膜光损伤与激光笔相关，这些激光笔的质量完全符合ANSI规定，但是未能被正确使用。

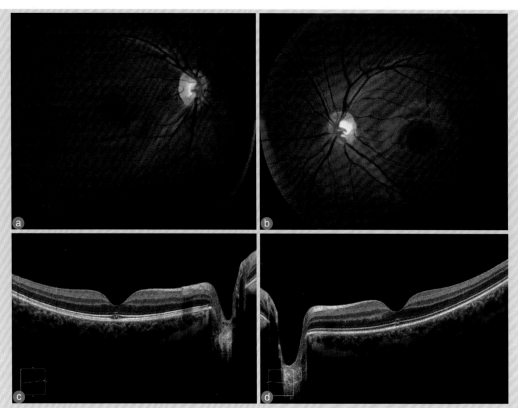

图10.1　13岁女孩直视太阳10天后出现右眼（a）和左眼（b）视物模糊。眼底检查发现有轻微的中央凹下视网膜色素上皮变化。OCT显示右眼（c）和左眼（d）的中央凹处局灶性椭圆体带缺损。病变向视网膜色素上皮和外界膜延伸，但病变处神经视网膜未见水肿

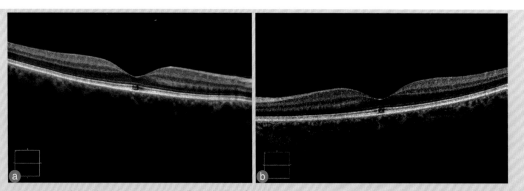

OCT显示不伴相应神经视网膜水肿断裂的椭圆体带处的低反射信号，与日光伤性视网膜病变的表现一致

图10.2　有麻醉和苯二氮䓬类药物使用史且自诉长期暴露于日光下的47岁女性的右眼（a）和左眼（b）OCT表现

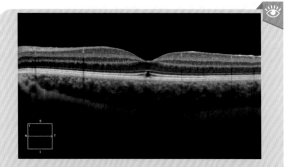

图 10.3　左眼直视日光后 OCT 显示视网膜外层断裂和椭圆体带丢失

由于视网膜色素上皮能吸收激光能量以及激光的光化学损伤和光热凝损伤的结合，激光更易损伤视网膜（Alsulaiman et al.，2014）。激光笔所致黄斑病变的症状包括单侧或双侧视物模糊，伴或不伴中央暗点（Weng et al.，2015）。患眼在被激光笔照射时，会有可听见的爆裂声和暂时性疼痛，这可能是由热膨胀引起的脉络膜组织迅速扩张（Weng et al.，2015）。即时的眼底检查会观察到中央凹视网膜色素上皮的变化，也可见

到组织破裂或出血。眼被激光照射后的急性期，OCT可见到从布鲁赫膜到外界膜的外层视网膜局灶性断裂，这些损伤包括视网膜色素上皮的损伤及椭圆体带的断裂（图10.4a，图10.4b）。在组织破坏的区域，我们也能见到混浊的Henle纤维。尽管一些OCT的表现如椭圆体带缺失和视网膜色素上皮不规则可能会持续存在，但随着时间的推移OCT的表现常会有所改善。荧光素血管造影可见视网膜色素上皮缺损所致的中央凹处窗口缺损（图10.4c～图10.4e），但这些区域在眼底自发荧光中表现为低自发荧光（Weng et al., 2015）。也

有报道称眼在2 m内被高能量的激光笔照射后会出现全层黄斑裂孔或视网膜下出血（Alsulaiman et al., 2015；Dhoot & Xu，2014）。

激光笔损伤的严重程度取决于激光的功率、波长、照射时间和患眼视网膜色素沉着的程度（Barkana & Belkin，2000）。因此，激光所致视网膜病变的首要预防是谨慎使用激光笔，激光光束照射要远离眼睛。然而，鉴于激光笔的广泛使用及无意间损伤的可能，确保所有激光笔的激光能量均低于可导致视网膜损伤的阈值才是至关重要的。

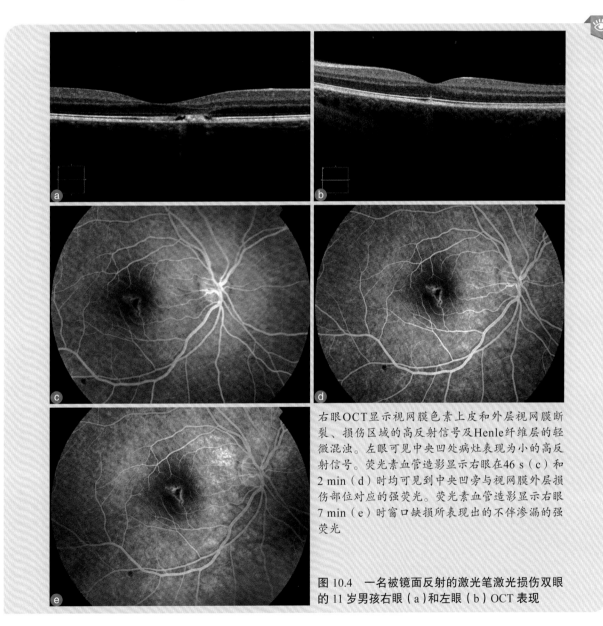

右眼OCT显示视网膜色素上皮和外层视网膜断裂、损伤区域的高反射信号及Henle纤维层的轻微混浊。左眼可见中央凹处病灶表现为小的高反射信号。荧光素血管造影显示右眼在46 s（c）和2 min（d）时均可见到中央凹旁与视网膜外层损伤部位对应的强荧光。荧光素血管造影显示右眼7 min（e）时窗口缺损所表现出的不伴渗漏的强荧光

图10.4　一名被镜面反射的激光笔激光损伤双眼的11岁男孩右眼（a）和左眼（b）OCT表现

为确保安全，激光的使用受美国食品药品监督管理局（Food & Drug Administration，FDA）监管。FDA根据《美国联邦法规》的标准，按照激光危害程度及激光发射器的类型对其进行了分类。根据激光的危害程度，激光被分为Ⅰ级到Ⅳ级，其中Ⅳ级危害性最大。激光笔被归为Ⅲa类，其激光光波在400～710 nm的可见波长范围最大输出功率为5 mW。只要正确使用激光笔，那其对眼部的损害可以忽略不计（FDA，2017）。然而，由于全球采购的便利和海外监管的缺乏，激光能量远超过激光笔能量的发射器被错误地当成激光笔进行售卖，进而导致人们被所谓的激光笔照射后出现眼部损伤的风险显著增加（Weng et al.，2015）。此外，目前美国尚无监管委员会对美国以外购买的激光笔标签上的激光能量进行标识和监管（Lee et al.，2014）。另外，不恰当地使用Ⅲa类激光笔，如长时间被其所发出的激光照射，也可能会造成视网膜损伤（Lee et al.，2014）。

3. 眼科设备相关的视网膜光损伤

随着技术的进步，在手术显微镜高水平照明的辅助下，多年来手术显微镜已经演变为提供清晰的术中视图。然而，手术后视网膜光损伤的报道也越来越多。不管是眼前段手术还是玻璃体视网膜手术，只要术眼长时间暴露于强光照度的手术显微镜照明下即可发生视网膜光损伤（Michels & Sternberg Jr，1990）。强光照度的光如果无滤光片等屏障作用即可对视网膜造成光化学损伤和光热损伤。玻璃体切割术时由于瞳孔扩张、晶体缺如或眼内照明等，视网膜光损伤的患病率明显升高。虽然患者在暴露于手术显微镜照明光后不会立即出现明显的黄斑区病理改变，但患者常会有类似于日光性视网膜病变的临床症状。在48小时内，黄斑区可见到位于视网膜色素上皮水平的0.5～2.0个视盘直径的黄色病灶及对应区域的视网膜水肿。荧光素血管造影可见到位于视网膜色素上皮水平的荧光渗漏。随着病程进展，急性期眼底表现如视网膜水肿会逐渐消失，但视网膜色素上皮聚集和萎缩、椭圆体带的缺损和荧光素血管造影中的窗口缺损等慢性期表现会持续存在。眼科设备相关视网膜光损伤的症状通常在患者术

后出现。虽然理论上所有术后患者均有发病的可能，但手术时间长、使用含光敏剂药物及术中使用了更高照度照明光的患者更容易发生光损伤。光损伤所致的视力损伤程度也不同，其取决于光损伤的位置、光源形态及光照强度。虽然视网膜光损伤常发生于黄斑中央凹，但黄斑中央凹外也可发生。由于术后患者出现的角膜水肿、屈光状态改变和（或）术中眼内所填充气体均会对患者的术后早期视力造成影响，因此眼科设备相关视网膜光损伤的诊断往往会被延误。虽然患者会遗留一些轻微的黄斑区改变，但随着时间的延长，黄斑的症状和黄斑区改变均会有所改善。

4. 电焊弧光所致视网膜光损伤

电焊弧光所致视网膜光损伤常因未佩戴适合的防护眼镜而直接使眼暴露于紫外线、近紫外线和蓝光所致。电焊弧光所致的眼部光损伤常见的是电光性眼炎也就是常说的"焊工闪眼"，它通常会在眼局部滴润滑性滴眼液后自愈。但是，在更严重的患者中，电焊弧光也会引起视网膜光损伤。临床检查常与其他形式的视网膜光损伤如日光性视网膜病变类似，主要表现为中央凹处视网膜色素上皮的改变，OCT表现为椭圆体带断裂，荧光素血管造影表现为中央凹处窗样缺损（Choi et al.，2006）。

 ## 四、视网膜光损伤的预防

预防是避免大多数视网膜光损伤的主要因素。视网膜光损伤的主要预防原则包括宣教、避免激光暴露、适当的眼部保护，遵循最新设备安全使用的规定，以及尽量缩短手术光照时间。

日光性视网膜病变的主要预防是避免直视太阳。另外，避免使用光敏剂如四环素和补骨脂素，特别是参加户外活动时。避免在不进行眼部保护的情况下直接观看日食。应在佩戴特殊滤光片后观看日食。这些滤光片会将绝大多数可见光（380～780 nm）及近红外光（780～1400 nm）滤去，仅让小于0.003%的可见光和不多于0.5%的近红外光进入眼内。这些滤光片通常会有国际标准化组织（International Organization for Standardization，

ISO）12312-2认证的标签（Emerson & Wong，2017）。

电焊弧光所致眼部损伤的预防主要为佩戴适合的防护眼镜。然而，也有即便佩戴适合的防护眼镜眼部也发生了电焊弧光相关光损伤的报道，主要原因在于防护眼镜不能将电焊弧光中所有波长的光均滤过（Choi et al.，2006），这也进一步强调了确保防护措施不断更新以确保且准确防护的必要性。

激光笔无处不在、随处可得，但不是所有的激光笔都产于信誉良好的厂家，不同国家对激光笔的监管也千差万别。人们应该意识到网购的激光笔可能并不符合ANSI标准，可能是以激光笔名义售卖的具有光凝固作用的更大功率的激光器，如果错误标记则可能导致像Lee及同事报道的案例发生（Lee et al.，2014）。无论是手持激光器还是激光笔，都不应该直接或通过镜子反射注视激光。激光笔也不应该给未成年人使用或给未成年人作为娱乐使用。人们既不应该让未成年人使用激光笔，也不应该将激光笔当成玩具给未成年人供其玩耍。

在医学领域，Ⅲb类激光经常用于手术。这些激光的不当使用也同样会导致永久性的眼部损伤。因此，任何需要操作或协助激光治疗的医疗专业人员都必须接受强制性的激光安全培训。在激光使用过程中佩戴防护眼镜也很重要，而且必须保证防护眼镜能将激光全部滤过，以确保医护人员得到最佳的防护。

避免发生与眼科设备相关的医源性的视网膜光损伤是至关重要的，因为即便手术过程完美，患者的视力也会永久性的损害。为了避免这种并发症，我们建议采取以下措施：尽可能降低术中激光能量、尽可能缩短手术时间。此外，将滤光片整合于手术显微镜中也是避免紫外线、蓝光和红外光损伤的一种防护方式。在进行外眼手术时在角膜上放置一个滤光片也可防止手术显微镜的强光进入眼内造成意外损伤。另外，由于前房内气泡会使进入眼内的光线发生离焦，因此向前房内注入气泡也是一种防止光损伤的方法。在玻璃体切割术中，小心使用导光纤维至关重要，因此最大限度地使导光纤维远离视网膜和使用偏心内

照明技术可以帮助避免光损伤性视网膜病变。

五、视网膜光损伤的治疗

视网膜光损伤无特别的治疗方法。在多数情况下，我们的建议是避免在未进行眼部防护的情况下再次接触太阳光、激光笔发生的激光及电焊弧光，定期进行眼部随访。然而，也有一些情况需要药物或手术治疗。

Choi等及Moran和O'Donoghue将糖皮质激素运用于视网膜光损伤的治疗对疗效等进行了报道（Choi et al.，2006；Moran & O'Donoghue，2013）。该治疗的原理是全身糖皮质激素的运用能减少激光对灵长类动物视网膜的光损伤（Ishibashi et al.，1985）。一些医师让患者短期口服类固醇激素，希望能使急性期病变更快地缓解、视力尽快地提高（Turaka et al.，2012）。然而，由于这些病例比较罕见，目前尚缺乏探讨全身糖皮质激素的运用是否能对视网膜光损伤起作用的随机对照试验。此外，部分视网膜光损伤不进行任何治疗也会自愈。在存在视网膜水肿、光损伤相关的严重视力丧失或双侧视力丧失的情况下，可考虑短期口服糖皮质激素。手持式激光损伤的一个罕见并发症是脉络膜新生血管，通常与激光所致的布鲁赫膜损伤有关，可以使用抗VEGF药物进行治疗。

被蓝激光意外照射引起的全层黄斑裂孔需要手术闭合。Alsulaiman等对17例激光笔照射导致的全层黄斑裂孔患者进行了一项回顾性研究。本研究中，Alsulaiman等对14只眼进行了23 G玻璃体切割术，术后裂孔封闭为78.6%（11/14眼）。虽然这些黄斑裂孔在解剖学上完全闭合，但73%（8/11眼）患者的外层视网膜却持续存在异常。全层黄斑裂孔闭合后外层视网膜异常可永久性存在（Alsulaiman et al.，2015）。

总结

综上所述，光损伤性视网膜病变可在眼暴露于各种光源后发生，包括太阳光、日食射线、激光笔、焊接弧光，甚至眼科设备的照明光。预防

光损伤性视网膜病变是至关重要的，其措施包括避免直视太阳，进行适当的眼部防护，规范使用可能导致永久视力损伤的设备，以及在眼科手术中合理使用照明。一旦视网膜光损伤发生，治疗手段应包括观察并防止再次暴露于致病光源。光损伤性视网膜病变的严重程度取决于光照时间和强度。虽然病情恢复程度不一、视力预后存在差异，但大多数患者会有所恢复。

参考文献
(遵从原版图书著录格式)

[1] Alsulaiman S, Alrushood A, Almasaud A, et al. High-power handheld blue laser-induced maculopathy. Ophthalmology. 2014;121:566–72.

[2] Alsulaiman SM, Abdulaza AA, Almasaud J, et al. Full-thickness macular hole secondary to high-power handheld blue laser: natural history and management outcomes. Am J Ophthalmol. 2015;160:107–13.

[3] Barkana Y, Belkin M. Laser eye injuries. Surv Ophthalmol. 2000;44:459–78.

[4] Boettner EA, Wolter JR. Transmission of the ocular media. Invest Ophthalmol. 1962;1:776–83.

[5] Choi SW, Chun KI, Lee SJ, Rah SH. A case of photic retinal injury associated with exposure to plasma arc welding. Korean J Ophthalmol. 2006;20:250–3.

[6] Dhoot DS, Xu D. High-powered laser pointer injury resulting in macular hole formation. J Pediatr. 2014;164:668.

[7] Emerson GG, Wong RW. Special safety edition: 2017 Great American Eclipse. ASRS Retina Health Series; 2017. https://www.asrs.org/patients/retinal-diseases/special-safety-edition-2017-great-american-eclipse. Accessed 25 Sept 2017.

[8] FDA. Important information for laser pointer manufacturers radiation emitting products and procedures 2017. Food and Drug Administration; 2017. https://www.fda.gov/Radiation-EmittingProducts/RadiationEmittingProductsandProcedures/HomeBusinessandEntertainment/LaserProductsandInstruments/default.htm. Accessed 12 Oct 2017.

[9] Ishibashi T, Miki K, Sorgente N, et al. Effects of intravitreal administration of steroids on experimental subretinal neovascularization in the subhuman primate. Arch Ophthalmol. 1985;103:708–11.

[10] Lee GD, Baumal CR, Lally D, et al. Retinal injury after inadvertent handheld laser exposure. Retina. 2014;34:2388–96.

[11] Mainster M. Light and macular degeneration: a biophysical and clinical perspective. Eye. 1987;1:304–10.

[12] Mainster MA, Ham WT, DeLori FC. Potential retinal hazards. Instrument and environmental light sources. Ophthalmology. 1983;90:927–32.

[13] Michels M, Sternberg P Jr. Operating microscope-induced retinal phototoxicity: pathophysiology, clinical manifestations and prevention. Surv Ophthalmol. 1990;34:237–52.

[14] Moran S, O'Donoghue E. Solar retinopathy secondary to sungazing. BMJ Case Rep. 2013;2013:bcr2012008402.

[15] Priebe LA, Cain CP, Welch AJ. Temperature rise required for the production of minimal lesions in the Macaca mulatta retina. Am J Ophthalmol. 1975;79:405–43.

[16] Turaka K, Bryan JS, Gordon AJ, et al. Laser pointer induced macular damage: case report and mini review. Int Ophthalmol. 2012;32:293–7.

[17] Weng C, Baumal CR, Albini TA, Berrocal AM. Self-induced laser maculopathy in an adolescent boy utilizing a mirror. Ophthalmic Surg Lasers Imaging Retina. 2015;46:485–8.

[18] White TJ, Mainster MA, Wilson PW, et al. Chorioretinal temperature increases from solar observation. Bull Math Biophys. 1971;33:1–17.

第11章

术后囊样黄斑水肿

Anna Marmalidou and John B.Miller

译者：王艳婷

审校：董道权

缩　写

AMD	年龄相关性黄斑变性	IVFA	静脉注射荧光素血管造影
BAB	血－房水屏障	IVTA	玻璃体内注射曲安奈德
BRB	血－视网膜屏障	NSAIDs	非甾体抗炎药
CNVM	脉络膜新生血管膜	OCT	光学相干断层扫描
DME	糖尿病性黄斑水肿	PCME	术后囊样黄斑水肿
ERM	视网膜前膜	PPV	经睫状体平坦部玻璃体切割术
FA	荧光素血管造影	RVO	视网膜静脉阻塞
IOL	人工晶状体	VMT	玻璃体黄斑牵引
IOP	眼压		

一、简介

1950年，Hruby发现1名患者在白内障摘除术后出现囊样黄斑水肿，于是首次对该眼底表现进行了描述，并将其命名为术后囊样黄斑水肿（postsurgical cystoid macular edema，PCME）（Hruby，1950）。在不久后的1953年Irvine对类似的眼底表现进行了报道（Irvine，1953）。Gass和Norton后来证实该眼底表现由明显的黄斑水肿引起。该眼底表现在静脉注射荧光素血管造影（intravenous fluorescein angiography，IVFA）有着典型的表现即中央凹旁花瓣状荧光积存和造影晚期视神经处荧光渗漏（Gass & Norton，1966）。由于Irvine和Gass的这些早期描述，这种疾病被称为Irvine-Gass综合征。它被认为是白内障手术后视力受损的常见原因。

术后黄斑囊样水肿可发生于任何内眼手术后，但最常见于白内障手术后。PCME的发病率因白内障摘除的手术方式（白内障囊内或囊外摘除、白内障超声乳化摘除）不同而不相同。PCME的发病率也会因临床检查方法（视力、荧光素血管造影、OCT）的不同而存在差异。手术方式不同，PCME的发病率也不同，研究表明白内障囊内摘除术后荧光素血管造影所见PCME约为60%，白内障囊外摘除术后的发病率为20%，小切口白内障超声乳化术后的发病率为20%～30%（Stark et al.，1984；Flach，1998；Ursell et al.，1999；

Gulkilik et al.，2006）。在现代白内障超声乳化摘除术中，OCT所见的PCME发病率在不同的研究中存在较大差异，部分研究的PCME发病率低至4%～11%，部分却高至41%（Belair et al.，2009；Perente et al.，2007；Lobo et al.，2004）。由于目前白内障囊内摘除已基本被白内障囊外摘除及白内障超声乳化摘除替代，白内障摘除术的囊样黄斑水肿发生率有所下降。白内障术后具有临床意义的PCME患病率已经显著下降，从白内障囊内摘除时的2%～12%降至白内障囊外摘除及白内障超声乳化摘除时的0.1%～2.35%（Bradford et al.，1988；Henderson et al.，2007）。

二、危险因素

多种眼部和全身的危险因素已被证实与PCME有关，这些危险因素包括糖尿病、高血压、视网膜中央静脉阻塞、近期葡萄膜炎、视网膜前膜或复杂性白内障手术病史（Flach，1998；Henderson et al.，2007）。糖尿病患者的PCME患病风险明显增加，可能的原因在于罹患糖尿病性眼病的患者更容易发生黄斑水肿（Jiramongkolchai et al.，2011）。Schmier等的研究表明，糖尿病患者的PCME患病率明显高于非糖尿病患者，非糖尿病患者的患病率仅为1.73%，而糖尿病患者却高达3.05%（Schmier et al.，2011）。

和糖尿病性视网膜病变类似，视网膜前膜和视网膜静脉阻塞也会继发黄斑水肿，即便这些患者未曾行白内障摘除术（图11.1）。Henderson等对1659名白内障手术患者进行的回顾性研究发现视网膜前膜或视网膜静脉阻塞病史均是PCME患病风险增加的危险因素（Henderson et al.，2007）。

与葡萄膜炎相关的炎症也易继发黄斑水肿，因此，葡萄膜炎也是PCME患病风险增加的危险因素。Belair等对41只葡萄膜炎患眼和52只正常眼开展了一项前瞻性对照研究，发现在术后3个月，OCT所见的PCME发病率葡萄膜炎组为8%，而正常对照组为0。该研究还发现，如果患者在围手术期口服糖皮质激素，术眼PCME的发病率能从27%下降到4%（Belair et al.，2009）。此外，Ram及

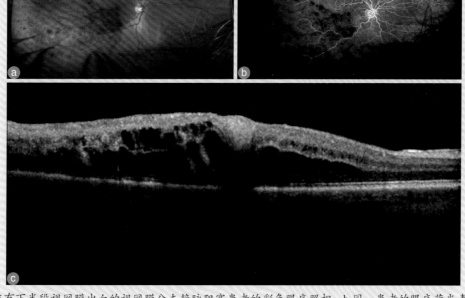

图11.1 a.伴有下半段视网膜出血的视网膜分支静脉阻塞患者的彩色眼底照相。b.同一患者的眼底荧光素血管造影。可见视网膜出血所致的相对性荧光遮蔽。值得注意的是该患者未见在PCME中常出现的黄斑区花瓣样荧光积存和视盘渗漏。c.同一患者的OCT，可见弥漫性视网膜内水肿及视网膜出血和视网膜内液所致的低反射信号（遮蔽效应）

其同事还观察到，在既往有葡萄膜炎病史的患者中，白内障超声乳化摘除联合人工晶状体植入术后有临床意义的黄斑囊样水肿的发生率较高（约21%）（Ram et al., 2010）。

玻璃体丢失、切口部位玻璃体牵引、玻璃体嵌顿、因残留晶状体碎片而行经晶状体平坦部玻璃体切割术（pars plana vitrectomy，PPV）、虹膜损伤、晶状体后囊破裂、人工晶状体（intraocular lens，IOL）脱位、术后早期行晶状体囊膜切开术，以及使用虹膜固定型人工晶状体或前房型人工晶状体等术中并发症均被认为是PCME发生的危险因素（Flach，1998；Cohen et al.，2006）。

围手术期青光眼在PCME中的作用尚不清楚。尽管围手术期青光眼已被认为是PCME的一个危险因素，但Law等开展的探讨青光眼是否为发生PCME的危险因素的一项回顾性研究表明如果患者的白内障手术顺利且无并发症，那么即便患者围手术期存在青光眼，有临床意义的PCME的患病率也不会增加（Law et al.，2010）。

除了青光眼，局部抗青光眼药物也可能是PCME的危险因素。Arcieri等的一项研究表明，与对照组相比，进行前列腺素类似物滴眼液滴眼治疗的患者更容易发生荧光素血管造影所见的PCME。庆幸的是，本研究中发生PCME的患者在停用前列腺素类似物并局部使用双氯芬酸治疗后，PCME均得到了有效缓解（Arcieri et al.，2005）。

三、发病机制

术后黄斑囊样水肿是多种手术的并发症，这些包括白内障手术、玻璃体切割术、巩膜扣带术、激光囊膜切开术、穿透性角膜移植术和全视网膜光凝术（Shimura et al.，2009；Irvine，1976）。

虽然部分研究者认为术中眼部光损伤及机械性眼部刺激也可能是手术后黄斑囊样水肿的发病机制，但眼部炎症反应还是最可能的发病机制（Schubert，1989；Henry et al.，1977；Miyake & Ibaraki，2002）。前列腺素等炎症介质的释放、血–房水屏障（blood-aqueous barrier，BAB）和血–视网膜屏障（blood-retinal barrier，BRB）破坏所致的血管通透性增加导致黄斑中央凹附近毛细

黄斑疾病

血管的渗漏，以及视网膜外层液体的聚集（Ursell et al.，1999；Yonekawa & Kim，2012；Kent et al.，2000）。血管通透性的增加会在上述提到的眼部因素的作用下加剧，并成为PCME的独立危险因素（Henderson et al.，2007；Miyake et al.，2001；Ray & D'Amico，2002）。

 四、组织病理学

对PCME患者的视网膜进行病理学切片发现在内核层和外丛状层均可见到嗜酸性渗出物。视网膜内积液形成囊腔，这些囊腔可能合并成黄斑中央凹周围的囊肿。囊肿下方的光感受器层常变薄。更严重的病例，视网膜内液将在包括视网膜下间隙在内的多数视网膜层间出现（Flach，1998；Ray & D'Amico，2002；Zur & Loewenstein，2017）。

五、临床诊断

黄斑囊样水肿的发生可能与多种病理因素相关，这些病因既有眼部的也有全身的。因此，做出正确的诊断需要进行全面的全身及眼部病史的采集、眼部检查和辅助检查。适当的评估可能有助于揭示和治疗潜在的相关疾病。

PCME最常见的临床表现是术后初期视力下降，最常发生在白内障术后4~6周（Yonekawa &

Kim，2012）。较少见的临床特征包括对比敏感度降低、中心暗点、视物变形和轻度畏光（Zur & Loewenstein，2017；Ibanez et al.，1993）。

全面的眼科检查是必要的，在检查过程中我们可以对许多危险因素和相关疾病筛查。在眼前段检查中，明确是否存在葡萄膜炎、人工晶状体脱位或移位，以及玻璃体嵌顿于白内障切口尤为重要（Ray & D'Amico，2002）。在眼后段检查中，通过裂隙灯联合前置镜检查我们可以明确黄斑区视网膜是否增厚和（或）黄斑中央凹是否消失（Yonekawa & Kim，2012）。除了黄斑囊样水肿的相关表现，我们还可能见到其他危险因素的眼底表现或视网膜前膜、视网膜出血和视盘肿胀等其他眼底疾病的眼底表现。无赤光眼底检查在明确是否存在视网膜内囊腔方面非常有用。在慢性病例中，这些囊腔可能会融合形成更大的中央凹囊肿（Zur & Loewenstein，2017）。

眼科辅助检查如荧光素血管造影和OCT对PCME的确诊至关重要。荧光素血管造影仍然是对PCME和其他疾病进行鉴别诊断的"金标准"。荧光素血管造影早期我们仅能见到中央凹附近小的毛细血管着染，随着视网膜内液聚集于外丛状层，我们便会见到典型的黄斑中央凹附近的花瓣状渗漏。由于视盘毛细血管的渗漏，在荧光素血管造影晚期视盘渗漏和染色也很常见（图11.2）。值得注意的是，研究表明PCME的改善与视盘荧光着染减少相关（Zur & Loewenstein，2017）。

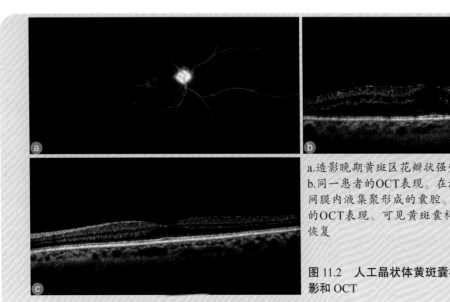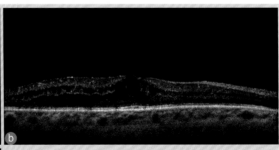

a.造影晚期黄斑区花瓣状强荧光和视神经荧光着染。b.同一患者的OCT表现。在治疗前可见视网膜内层视网膜内液集聚形成的囊腔。c.局部滴眼治疗3个月后的OCT表现。可见黄斑囊样水肿消退，中央凹形态恢复

图11.2 人工晶状体黄斑囊样水肿患者荧光素血管造影和OCT

OCT作为一种非侵入性检查对眼底镜下不能检出的黄斑水肿的检出具有很大帮助。OCT对黄斑区视网膜增厚与否、中央凹的消失与否、内核层和外丛状层中低反射的囊腔存在与否及中央凹处视网膜下积液的存在与否都很有帮助（Yonekawa & Kim，2012；Kim et al.，2008；Sigler et al.，2016）（图11.3）。

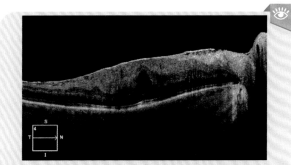

图 11.3 白内障摘除、视网膜脱离修复术患者的OCT表现，可见继发于视网膜前膜的黄斑囊样水肿

 ## 六、鉴别诊断

PCME的鉴别诊断相当广泛。黄斑囊状水肿的其他常见原因包括：

· 糖尿病性黄斑水肿。
· 视网膜静脉阻塞相关黄斑水肿。
· 玻璃体黄斑牵引。
· 视网膜前膜。
· 湿性AMD。
· 脉络膜新生血管膜。
· 脉络膜血管瘤。
· 葡萄膜炎。
· 高血压性视网膜病变。
· 放射性视网膜病变。

更少见原因包括：

· Coats病。
· 早产儿视网膜病变。
· 视网膜色素变性。
· X-连锁遗传性视网膜劈裂。
· Goldmann-Favre综合征。
· 烟酸相关性黄斑病变。

在上述疾病的急性期，病史、视网膜检查、荧光素血管造影和OCT能有效地将其与PCME进行鉴别。

 ## 七、治疗

由于PCME的自愈率高，因此不同治疗方案对PCME的疗效很难确定（Jacobson & delaporta，1974）。人们通常采用阶梯治疗来对其进行治疗。由于侵入性最小，局部点眼常被作为首先治疗方案，药物注射被作为次选方案。在慢性或难治性病例中手术也会偶尔被作为其中的一种治疗方案（Zur & Loewenstein，2017）。

1. 局部滴眼治疗

药物治疗的目的是抑制前列腺素和白三烯合成引起的炎症，从而减轻黄斑水肿。PCME的局部滴眼治疗包括局部用非甾体抗炎药（nonsteroidal anti-inflammatory drugs，NSAIDs）和皮质类固醇激素。

环氧化酶在炎症过程中将花生四烯酸转化为前列腺素，NSAIDs通过抑制环氧化酶而起到抗炎作用。局部应用NSAIDs滴眼治疗是PCME预防和治疗的主要方式，因此常规用于白内障手术患者的围手术期治疗（Yavas et al.，2007；Almeida et al.，2008）。酮乙醇酸、吲哚美辛、双氯芬酸、溴芬酸和奈帕芬酸等是眼科可用的NSAIDs。奈帕芬酸是一种前体药物，在眼部血管组织中被眼内水解酶转化为更具活性的代谢物即氨芬酸，因此能有效抑制COX-1和COX-2活性（Yonekawa & Kim，2012；Hariprasad et al.，2009）。

NSAIDs局部滴眼治疗已广泛用于无并发症白内障患者的PCME治疗和预防（Miyake et al.，2007；Warren & Fox，2008）。NSAIDs局部滴眼治疗也被用于拟行复杂眼部手术患者或高危患者（如有糖尿病病史和局部使用前列腺素类似物的患者）PCME的预防（Henderson et al.，2007；Miyake et al.，1999）。奈帕芬酸或溴芬酸局部点眼可提高慢性PCME患者玻璃体内注药（抗VEGF类药物和皮质类固醇激素）术的疗效（Warren et al.，2010）。

除NSAIDs外，皮质激素也因其抗炎作用而被用于炎症相关性黄斑水肿的治疗和预防。皮质类固醇通过在花生四烯酸级联反应过程中抑制磷脂酶A2，使前列腺素合成减少，从而阻断巨噬细胞和中性粒细胞迁移，进而降低毛细血管通透性和血管扩张（Simone & Whitacre，2001）。

关于NSAIDs单药局部点眼治疗的报道较少。研究表明，对于PCME治疗或预防，糖皮质激素与NSAIDs的联合治疗疗效明显优于糖皮质激素或NSAIDs单药治疗（Wolf et al.，2007；Heier et al.，2000；Wittpenn et al.，2008）（图11.4）。虽然部分比较性研究认为在PCME的预防上，NSAIDs局部点眼治疗的疗效优于皮质激素（Miyake et al.，2007；Asano et al.，2008；Kessel et al.，2014）。但是，其他的研究却认为在PCME的预防上，上述两种抗炎药物的疗效无明显差异（Demco et al.，1997；el-Harazi et al.，1998）。

2. 眼周注射治疗和玻璃体内注射治疗

如果眼局部滴眼治疗无效，可考虑行眼周注射药物或玻璃体腔内注射药物。

3.Tenon's囊下或眼周注射皮质类固醇

对于局部滴眼治疗无效的难治性患者，我们通常使用Tenon's囊下和眼周注射皮质类固醇（Zur & Loewenstein，2017）。球后和Tenon's囊下注射皮质类固醇均能有效改善视力，但极个别患者会出现眼压升高（Thach et al.，1997）（图11.5）。

4. 玻璃体腔内注射糖皮质激素

玻璃体腔内注射曲安奈德已被证明能有效治疗难治性PCME，玻璃体腔内注射曲安奈德治疗的患者视力和黄斑厚度均能得到显著改善（Conway et al.，2003；Benhamou et al.，2003；Boscia et al.，2005；Koutsandrea et al.，2007；Jonas et al.，2003）。在3项研究中，虽然玻璃体腔内注射曲安奈德导致1/3的患者眼压升高，但所有患者的眼压均能通过眼局部点用降眼压药物得到有效控制（Conway et al.，2003；Koutsandrea et al.，2007；Jonas et al.，2003）。玻璃体腔内地塞米松植入剂也能有效治疗PCME。该植入剂包含0.7 mg地塞米松，通过缓释设计，其药效能长达6个月（Khurana et al.，2015；Brynskov et

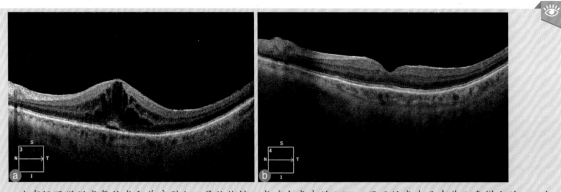

图11.4　a.为有视网膜脱离复位术和前房型人工晶状体植入术病史患者的OCT，显示该患者具有黄斑囊样水肿；b.为同一患者进行眼局部皮质激素和NSAIDs点眼治疗后的OCT，显示黄斑囊样水肿消退

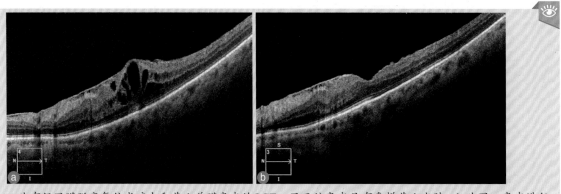

图11.5　a.为有视网膜脱离复位术病史和黄斑前膜患者的OCT，显示该患者具有囊样黄斑水肿；b.为同一患者进行Tenon's囊下注射曲安奈德后的OCT，显示黄斑中央凹轮廓恢复，患者视力也显著提高

al.，2013；Meyer & Schonfeld，2011）。Dang等开展的旨在探讨玻璃体内注射曲安奈德和玻璃体腔内地塞米松植入剂对PCME有效性的对照研究显示两者均能提高患者视力和降低黄斑区视网膜厚度，且无论视力还是黄斑区厚度的改善两者均无显著性差异。研究还发现，玻璃体腔内注射曲安奈德组在6个月内需要重复注射，患者发生高眼压的频率比玻璃体腔内注射地塞米松植入剂组高，高眼压患者眼压控制所需的时间也较玻璃体腔内注射地塞米松眼内植入剂组长（Dang et al.，2014）。

5. 手术治疗

对于合并玻璃体视网膜牵拉或残留晶状体碎片的PCME，可考虑行经睫状体平坦部玻璃体切割术（pars plana vitrectomy，PPV）（Harbour et al.，1995；Margherio et al.，1997；Rossetti & Doro，2002）。极个别研究者也认为，PPV能有效治疗慢性PCME，即便这些病例无明显玻璃体视网膜牵拉（Pendergast et al.，1999）。PPV也可用于药物治疗1年以上的难治性PCME。内界膜剥离似乎并不能增加PPV为PCME患者带来的获益（Yonekawa & Kim，2012），但目前能证实该观点的文献非常有限。

 八、结论

PCME是一种并非罕见却非常重要的继发于各种内眼手术的并发症，最常见的是白内障摘除术。它是术后视力下降的一个重要原因。糖尿病、高血压、视网膜中央静脉阻塞和葡萄膜炎病史、既往存在的视网膜前膜和复杂白内障手术均被认为是PCME的危险因素。散瞳眼底检查发现黄斑增厚、OCT中见到视网膜内囊样改变和荧光素血管造影中见到典型的黄斑区花瓣样荧光着染及视盘渗漏是诊断PCME的重要依据。大多数患者会自行痊愈。对于无法自愈的患者，药物治疗是主要的治疗选择。眼局部点用NSAIDs是预防和治疗PCME的主要手段。PCME既可以进行眼局部、眼周和玻璃体腔内注射皮质类固醇单药治疗，也可以与NAIDs联合治疗。对于药物治疗无

效或合并玻璃体黄斑牵拉或残留晶状体碎片的患者，可以考虑进行手术干预。

参考文献
(遵从原版图书著录格式)

[1] Almeida DR, Johnson D, Hollands H, et al. Effect of prophylactic nonsteroidal antiinflammatory drugs on cystoid macular edema assessed using optical coherence tomography quantification of total macular volume after cataract surgery. J Cataract Refract Surg. 2008;34:64–9.

[2] Arcieri ES, Santana A, Rocha FN, Guapo GL, Costa VP. Blood-aqueous barrier changes after the use of prostaglandin analogues in patients with pseudophakia and aphakia: a 6-month randomized trial. Arch Ophthalmol. 2005; 123:186–92.

[3] Asano S, Miyake K, Ota I, et al. Reducing angiographic cystoid macular edema and blood-aqueous barrier disruption after small-incision phacoemulsification and foldable intraocular lens implantation: multicenter prospective randomized comparison of topical diclofenac 0.1% and betamethasone 0.1%. J Cataract Refract Surg. 2008;34:57–63.

[4] Belair ML, Kim SJ, Thorne JE, et al. Incidence of cystoid macular edema after cataract surgery in patients with and without uveitis using optical coherence tomography. Am J Ophthalmol. 2009;148:128–35.e2.

[5] Benhamou N, Massin P, Haouchine B, Audren F, Tadayoni R, Gaudric A. Intravitreal triamcinolone for refractory pseudophakic macular edema. Am J Ophthalmol. 2003;135: 246–9.

[6] Boscia F, Furino C, Dammacco R, Ferreri P, Sborgia L, Sborgia C. Intravitreal triamcinolone acetonide in refractory pseudophakic cystoid macular edema: functional and anatomic results. Eur J Ophthalmol. 2005;15:89–95.

[7] Bradford JD, Wilkinson CP, Bradford RH Jr. Cystoid macular edema following extracapsular cataract extraction and posterior chamber intraocular lens implantation. Retina. 1988;8:

第11章

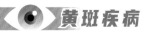

161–4.

[8] Brynskov T, Laugesen CS, Halborg J, Kemp H, Sorensen TL. Longstanding refractory pseudophakic cystoid macular edema resolved using intravitreal 0.7 mg dexamethasone implants. Clin Ophthalmol. 2013;7:1171–4.

[9] Cohen SM, Davis A, Cukrowski C. Cystoid macular edema after pars plana vitrectomy for retained lens fragments. J Cataract Refract Surg. 2006;32:1521–6.

[10] Conway MD, Canakis C, Livir-Rallatos C, Peyman GA. Intravitreal triamcinolone acetonide for refractory chronic pseudophakic cystoid macular edema. J Cataract Refract Surg. 2003;29:27–33.

[11] Dang Y, Mu Y, Li L, et al. Comparison of dexamethasone intravitreal implant and intravitreal triamcinolone acetonide for the treatment of pseudophakic cystoid macular edema in diabetic patients. Drug Des Devel Ther. 2014;8:1441–9.

[12] Demco TA, Sutton H, Demco CJ, Raj PS. Topical diclofenac sodium compared with prednisolone acetate after phacoemulsification-lens implant surgery. Eur J Ophthalmol. 1997;7:236–40.

[13] el-Harazi SM, Ruiz RS, Feldman RM, Villanueva G, Chuang AZ. A randomized double-masked trial comparing ketorolac tromethamine 0.5%, diclofenac sodium 0.1%, and prednisolone acetate 1% in reducing post-phacoemulsification flare and cells. Ophthalmic Surg Lasers. 1998;29:539–44.

[14] Flach AJ. The incidence, pathogenesis and treatment of cystoid macular edema following cataract surgery. Trans Am Ophthalmol Soc. 1998;96:557–634.

[15] Gass JD, Norton EW. Cystoid macular edema and papilledema following cataract extraction. A fluorescein fundoscopic and angiographic study. Arch Ophthalmol. 1966;76:646–61.

[16] Gulkilik G, Kocabora S, Taskapili M, Engin G. Cystoid macular edema after phacoemulsification: risk factors and effect on visual acuity. Can J Ophthalmol. 2006;41:699–703.

[17] Harbour JW, Smiddy WE, Rubsamen PE, Murray TG, Davis JL, Flynn HW Jr. Pars plana vitrectomy for chronic pseudophakic cystoid macular edema. Am J Ophthalmol. 1995;120:302–7.

[18] Hariprasad SM, Akduman L, Clever JA, Ober M, Recchia FM, Mieler WF. Treatment of cystoid macular edema with the new-generation NSAID nepafenac 0.1%. Clin Ophthalmol. 2009;3:147–54.

[19] Heier JS, Topping TM, Baumann W, Dirks MS, Chern S. Ketorolac versus prednisolone versus combination therapy in the treatment of acute pseudophakic cystoid macular edema. Ophthalmology. 2000;107:2034–8; discussion 9.

[20] Henderson BA, Kim JY, Ament CS, Ferrufino-Ponce ZK, Grabowska A, Cremers SL. Clinical pseudophakic cystoid macular edema. Risk factors for development and duration after treatment. J Cataract Refract Surg. 2007;33:1550–8.

[21] Henry MM, Henry LM, Henry LM. A possible cause of chronic cystic maculopathy. Ann Ophthalmol. 1977;9:455–7.

[22] Hruby K. Spaltlampenmikroskopie des hinteren Augenabschnittes. Wien: Urban & Schwarzenberg; 1950.

[23] Ibanez HE, Lesher MP, Singerman LJ, Rice TA, Keep GF. Prospective evaluation of the effect of pseudophakic cystoid macula edema on contrast sensitivity. Arch Ophthalmol. 1993;111:1635–9.

[24] Irvine SR. A newly defined vitreous syndrome following cataract surgery. Am J Ophthalmol. 1953;36:599–619.

[25] Irvine AR. Cystoid maculopathy. Surv Ophthalmol. 1976;21:1–17.

[26] Jacobson DR, Dellaporta A. Natural history of cystoid macular edema after cataract extraction. Am J Ophthalmol. 1974;77:445–7.

[27] Jiramongkolchai K, Lalezary M, Kim SJ. Influence of previous vitrectomy on incidence of macular oedema after cataract surgery in diabetic eyes. Br J Ophthalmol. 2011;95:524–9.

[28] Jonas JB, Kreissig I, Degenring RF. Intravitreal triamcinolone acetonide for pseudophakic

cystoid macular edema. Am J Ophthalmol. 2003;136:384–6.

[29] Kent D, Vinores SA, Campochiaro PA. Macular oedema: the role of soluble mediators. Br J Ophthalmol. 2000;84:542–5.

[30] Kessel L, Tendal B, Jorgensen KJ, et al. Post-cataract prevention of inflammation and macular edema by steroid and nonsteroidal anti-inflammatory eye drops: a systematic review. Ophthalmology. 2014;121:1915–24.

[31] Khurana RN, Palmer JD, Porco TC, Wieland MR. Dexamethasone intravitreal implant for pseudophakic cystoid macular edema in patients with diabetes. Ophthalmic Surg Lasers Imaging Retina. 2015;46:56–61.

[32] Kim SJ, Belair ML, Bressler NM, et al. A method of reporting macular edema after cataract surgery using optical coherence tomography. Retina. 2008;28:870–6.

[33] Koutsandrea C, Moschos MM, Brouzas D, Loukianou E, Apostolopoulos M, Moschos M. Intraocular triamcinolone acetonide for pseudophakic cystoid macular edema: optical coherence tomography and multifocal electroretinography study. Retina. 2007;27:159–64.

[34] Law SK, Kim E, Yu F, Caprioli J. Clinical cystoid macular edema after cataract surgery in glaucoma patients. J Glaucoma. 2010;19:100–4.

[35] Lobo CL, Faria PM, Soares MA, Bernardes RC, Cunha-Vaz JG. Macular alterations after small-incision cataract surgery. J Cataract Refract Surg. 2004;30:752–60.

[36] Margherio RR, Margherio AR, Pendergast SD, et al. Vitrectomy for retained lens fragments after phacoemulsification. Ophthalmology. 1997;104:1426–32.

[37] Meyer LM, Schonfeld CL. Cystoid macular edema after complicated cataract surgery resolved by an intravitreal dexamethasone 0.7-mg implant. Case Rep Ophthalmol. 2011;2:319–22.

[38] Miyake K, Ibaraki N. Prostaglandins and cystoid macular edema. Surv Ophthalmol. 2002;47(Suppl 1):S203–18.

[39] Miyake K, Ota I, Maekubo K, Ichihashi S, Miyake S. Latanoprost accelerates disruption of the blood-aqueous barrier and the incidence of angiographic cystoid macular edema in early postoperative pseudophakias. Arch Ophthalmol. 1999;117:34–40.

[40] Miyake K, Ota I, Ibaraki N, et al. Enhanced disruption of the blood-aqueous barrier and the incidence of angiographic cystoid macular edema by topical timolol and its preservative in early postoperative pseudophakia. Arch Ophthalmol. 2001;119:387–94.

[41] Miyake K, Nishimura K, Harino S, et al. The effect of topical diclofenac on choroidal blood flow in early postoperative pseudophakias with regard to cystoid macular edema formation. Invest Ophthalmol Vis Sci. 2007;48:5647–52.

[42] Pendergast SD, Margherio RR, Williams GA, Cox MS Jr. Vitrectomy for chronic pseudophakic cystoid macular edema. Am J Ophthalmol. 1999;128:317–23.

[43] Perente I, Utine CA, Ozturker C, et al. Evaluation of macular changes after uncomplicated phacoemulsification surgery by optical coherence tomography. Curr Eye Res. 2007;32:241–7.

[44] Ram J, Gupta A, Kumar S, Kaushik S, Gupta N, Severia S. Phacoemulsification with intraocular lens implantation in patients with uveitis. J Cataract Refract Surg. 2010;36:1283–8.

[45] Ray S, D'Amico DJ. Pseudophakic cystoid macular edema. Semin Ophthalmol. 2002;17:167–80.

[46] Rossetti A, Doro D. Retained intravitreal lens fragments after phacoemulsification: complications and visual outcome in vitrectomized and nonvitrectomized eyes. J Cataract Refract Surg. 2002;28:310–5.

[47] Schmier JK, Halpern MT, Covert DW, Matthews GP. Evaluation of costs for cystoid macular edema among patients after cataract surgery. Retina. 2007;27:621–8.

[48] Schubert HD. Cystoid macular edema: the apparent role of mechanical factors. Prog Clin Biol Res. 1989;312:277–91.

[49] Shimura M, Yasuda K, Nakazawa T, et al. Panretinal photocoagulation induces pro-

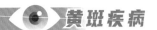

inflammatory cytokines and macular thickening in high-risk proliferative diabetic retinopathy. Graefes Arch Clin Exp Ophthalmol. 2009;247: 1617–24.

[50] Sigler EJ, Randolph JC, Kiernan DF. Longitudinal analysis of the structural pattern of pseudophakic cystoid macular edema using multimodal imaging. Graefes Arch Clin Exp Ophthalmol. 2016;254:43–51.

[51] Simone JN, Whitacre MM. Effects of anti-inflammatory drugs following cataract extraction. Curr Opin Ophthalmol. 2001;12: 63–7.

[52] Stark WJ Jr, Maumenee AE, Fagadau W, et al. Cystoid macular edema in pseudophakia. Surv Ophthalmol. 1984;28(Suppl):442–51.

[53] Thach AB, Dugel PU, Flindall RJ, Sipperley JO, Sneed SR. A comparison of retrobulbar versus sub-Tenon's corticosteroid therapy for cystoid macular edema refractory to topical medications. Ophthalmology. 1997;104:2003–8.

[54] Ursell PG, Spalton DJ, Whitcup SM, Nussenblatt RB. Cystoid macular edema after phacoemulsification: relationship to blood-aqueous barrier damage and visual acuity. J Cataract Refract Surg. 1999;25:1492–7.

[55] Warren KA, Fox JE. Topical nepafenac as an alternate treatment for cystoid macular

edema in steroid responsive patients. Retina. 2008;28:1427–34.

[56] Warren KA, Bahrani H, Fox JE. NSAIDs in combination therapy for the treatment of chronic pseudophakic cystoid macular edema. Retina. 2010;30:260–6.

[57] Wittpenn JR, Silverstein S, Heier J, Kenyon KR, Hunkeler JD, Earl M. A randomized, masked comparison of topical ketorolac 0.4% plus steroid vs steroid alone in low-risk cataract surgery patients. Am J Ophthalmol. 2008;146:554–60.

[58] Wolf EJ, Braunstein A, Shih C, Braunstein RE. Incidence of visually significant pseudophakic macular edema after uneventful phacoemulsification in patients treated with nepafenac. J Cataract Refract Surg. 2007;33: 1546–9.

[59] Yavas GF, Ozturk F, Kusbeci T. Preoperative topical indomethacin to prevent pseudophakic cystoid macular edema. J Cataract Refract Surg. 2007;33:804–7.

[60] Yonekawa Y, Kim IK. Pseudophakic cystoid macular edema. Curr Opin Ophthalmol. 2012; 23:26–32.

[61] Zur D, Loewenstein A. Postsurgical cystoid macular edema. Dev Ophthalmol. 2017;58: 178–90.